聖教ワイド文庫 038

健康と人生［上］

生老病死を語る

池田大作
ネ・シマー／ギー・ブルジョ

聖教新聞社

序文

創価学会インタナショナル会長　池田大作

「健康」――それは二十世紀から二十一世紀に向かう焦点《しょうてん》の課題《かだい》である。私はこれまでさまざまな場所で「健康」について論じてきたが、今回、*モントリオール大学のルネ・シマー学長、同教授のギー・ブルジョ博士と語りあう機会《きかい》を得《え》、「健康と人生*生老病死《しょうろうびょうし》を語る」と題する本書を発刊《はっかん》する運《はこ》びとなった。

現代文明は科学技術の長足《ちょうそく》の進歩によって、伝染病《でんせんびょう》をはじめとする古代《こだい》からの多くの疾病《しっぺい》を克服《こくふく》し、外科手術《げかしゅじゅつ》の高度化とあいまって人類の幸福に大きく貢献《こうけん》してきた。

さらに、二十一世紀は〝生命工学〟の時代とされるように、ガン、エイズ、心臓《しんぞう》病《びょう》や先端医療《せんたんいりょう》の革新《かくしん》が、細胞次元《さいぼうじげん》、遺伝子《いでんし》次元から、脳《のう》の領域《りょういき》にまでおよぶことが期待されている。

しかし、一方では、科学技術の〝生命の領域《りょういき》〟への適用《てきよう》が＊脳死《のうし》、＊尊厳死《そんげんし》や胎児《たいじ》の遺伝子診断《いでんししんだん》、体外受精《たいがいじゅせい》等の、深刻《しんこく》な生命倫理《りんり》問題を提起《ていき》してきた。

また、加速度的《かそくどてき》に変化する現代社会からのストレッサー（ストレスの原因となる刺《し》激《げき》）が、心理的・精神的ストレスとなって、人間本来の〝精神の力《ちから》〟を衰弱化《すいじゃくか》させ、うつ状態《じょうたい》に象徴《しょうちょう》される〝心の病《やまい》〟を引き起こしている。

大自然と分断《ぶんだん》された現代人は、帰るべき〝心の故郷〟をもたず無気力《むきりょく》となり、その反面、攻撃性《こうげきせい》を増加させている。

現代の人々が、人生の幸福の〝要《かなめ》〟である「健康」にいちだんと関心を深めつつあるのも、現代科学文明のもたらす、このような〝プラス〟と〝マイナス〟の作用《さよう》への応答《おうとう》であろう。

私は、仏法者として、二十一世紀、そして、第三の千年を迎《むか》えるにあたり、「人類の健康」をどのように促進《そくしん》すべきかに思索《しさく》をめぐらせてきた。そのような時に、ガン研究の世界的権威《けんい》であるシマー学長と、生命倫理の専門家で、キリスト教神学《しんがく》にも深い学識《がくしき》をもたれているブルジョ博士に出会ったのである。お二人とも、長い間、大学教育にたずさわってこられた、優《すぐ》れた教育者であられる。
三人の「語らい」は、まず、シマー学長の専門であるガンとエイズの医学的知見《ちけん》、ブルジョ博士の専門であるガン告知《こくち》やエイズによる差別《さべつ》の問題と人権《じんけん》から始まった。（第一章）
次いで、健康の本質を掘《ほ》り下《さ》げ、「生命の本来的な調和《ちょうわ》」（第二章）におよび、それを基軸《きじく》に、〝生と死〟に関する具体的な生命倫理《りんり》の課題《かだい》（第三章）に意見を出しあった。
さらに、生命と人間の歴史を遡行《そこう》し、生命の発生《はっせい》、進化論《しんかろん》、人類の誕生《たんじょう》について考察《こうさつ》した。（第四章）
最後の「生命の世紀の黎明《れいめい》」（第五章）では、「教育」を中心に据《す》え、現代文明の内包《ないほう》する〝社会病理《びょうり》〟を摘出《てきしゅつ》しつつ、第三の千年へと開かれゆく「人間観」「世界観（コスモロジー）」の構築《こうちく》を試《こころ》みたのである。
シマー学長、ブルジョ博士はともに、現代文明の〝病理〟を癒《いや》す〝医師〟として、また〝人類の教師〟としての貴重《きちょう》な知見を披露《ひろう》されたのである。
二十一世紀が〝科学性〟と〝精神性〟が共鳴《きょうめい》し、融合《ゆうごう》しつつ、健全《けんぜん》なる〝人類文明〟

を現出《げんしゅつ》させる「生命の世紀」となることを望《のぞ》んでの両博士との「対話」であった。

本書を手にされる方々にとって、両博士と私の思索《しさく》の過程《かてい》が、豊潤《ほうじゅん》な〝健康と人生〟を開花《かいか》させ、同時に精神性に輝《かがや》く〝人類文明〟への参画者《さんかくしゃ》となるための〝糧《かて》〟となれば幸《さいわ》いである。

序文

モントリオール大学学長　ルネ・シマー

私と池田SGI(創価学会インタナショナル)会長との最初の出会いは一九九〇年の春にさかのぼる。それは創価大学とモントリオール大学の交流という枠組《わくぐ》みのなかで生まれ、両大学の交流協定書の署名《しょめい》の場となった。私は、カナダSGIのご配慮《はいりょ》で池田会長のご署名入りの著書《ちょしょ》である英語版『生命を語る(Life An Enigma, a Precious Jewel)』(講談社インターナショナル刊)を読む機会《きかい》に恵《めぐ》まれたが、私はそのことにとても感謝している。私は生命の起源《きげん》および種《しゅ》の多様性《たようせい》に対する著者の大胆《だいたん》で深い分析《ぶんせき》に深い感銘《かんめい》を受け、また東洋思想によって説《と》かれる進化《しんか》の法則《ほうそく》についての新しい広がりに興味《きょうみ》をそそられた。

その会見《かいけん》の場で私たちは、生命の起源を説明したり、「われわれは何処《どこ》から来たのか」「われわれは何者なのか」「われわれは何処《どこ》へ行こうとしているのか」といった根本的な問題に答えるうえで、最近の分子《ぶんし》生物学《せいぶつがく》および遺伝学《いでんがく》の進歩がもつ意味について長時間話しあった。私たちは調和《ちょうわ》（正常《せいじょう》な成長と発達）と混沌《こんとん》（有害《ゆうがい》な成長とガンの増殖《ぞうしょく》）の違《ちが》いについて論じあった。私たちは科学者の社会的責任および高等教育の重要性について意見の一致《いっち》をみた。創価大学の創立者としての同氏と、交流計画の内容や構成《こうせい》について比較《ひかく》し、学生の交換《こうかん》プログラムに同意し、さらに両大学を国際化していく必要性について意見を戦わせた。言うまでもなく、創価大学のキャンパスと諸施設《しょしせつ》に私は感銘《かんめい》を深くした。

その時、私たちはたがいに異《こと》なった文化および学問的背景《はいけい》をもちながら、共通する多くの類似点《るいじてん》があることを発見した。病気やストレス、環境《かんきょう》の悪化《あっか》に悩《なや》む人々を気遣《きづか》う一個の人間としての池田会長、ならびに大きな文化的広がりと開かれた心をもつ哲学者《てつがくしゃ》としての池田会長の両方に、私は個人的に深い感銘を受けた。私たちは哲学者と生物学者の出会いは興味深《きょうみぶか》い対談になるのではないかとの思いをいだいた。

一方の「生物学《せいぶつがく》」は今日、爆発的《ばくはつてき》な勢《いきお》いで新たな発見が生まれているため、私たちは倫理《りんり》問題の最先端《さいせんたん》に立たされており、社会における賢明《けんめい》な管理運営が要求されている。

もう一方の「哲学《てつがく》」はすべての学問の母である。これは世界の大学が与《あた》える最高の学位が『哲学博士』であることからも、ひろく認《みと》められている。

会談を進めていくなかで、私たちは生命倫理と教育の分野に優《すぐ》れた実績《じっせき》をもつ著《ちょ》名《めい》な学者が加《くわ》わることは、この対談に新たな広がりをあたえることに気づき、モントリオール大学のギー・ブルジョ教授を招《まね》き、加わっていただいた。氏の加入《かにゅう》はきわめて貴重《きちょう》であった。

対談を進めるなかで、池田会長は一貫《いっかん》して、読者が楽しく読むことができるように、できるだけ科学的専門用語は避《さ》けて平易《へいい》な言葉を使い、どうしても扱《あつか》わざるをえない学術的な部分においても、専門家でない方々にもわかる一般的な言葉を使って説明しようと主張《しゅちょう》された。

本書は健康と病気、生命倫理《りんり》と教育を扱《あつか》っている。とくに、ガンとエイズの問題に焦点《しょうてん》が当てられている。著者《ちょしゃ》たちを分《わ》かつ距離《きょり》や言語、そしておのおのがかかえる膨大《ぼうだい》な仕事量といった困難《こんなん》な条件にもかかわらず、このたび本書が上梓《じょうし》の運《はこ》びとなった。編集陣の方々は、本書推進の専門家として見事な仕事をされた。私たちは彼らの終始《しゅうし》変わらぬ励《はげ》ましと心遣《こころづか》いに衷心《ちゅうしん》より感謝の意を表したい。

目次

一、本書は、著者の了解を得て、潮出版社発行（二〇〇〇年四月）の単行本および聖教新聞社発行『池田大作全集 第百七巻』（二〇〇三年九月）に収められた「健康と人生　生老病死を語る」を二分冊し、上巻として「序文」から第二章までを収録したものです。第三章から第五章を下巻に収録します。

一、＊印を付した人物・事項等は、巻末に注解を設け簡単に説明しました。□内の数字は本書のページを表します。

一、肩書、名称・時節等は、単行本発行時のままにしました。

一、『新編・日蓮大聖人御書全集』（創価学会版）からの引用は（御書　ページ）で示しました。

一、法華経の引用は『妙法蓮華経並開結』（創価学会版）により、（法華経　ページ）で示しました。

一、一切経等の引用は『大正新脩大蔵経』を（大正　巻）、『南伝大蔵経』を（南伝　巻）で示しました。

一、引用文で読みにくい語句については、ルビを付けた個所もあります。

一、編集部による注は（＝　）に記しました。

健康と人生

生老病死を語る

対談にあたって

健康な人生を開拓《かいたく》するための糧《かて》として

池田　カナダの名門《めいもん》私立大学モントリオール大学の学長を務《つと》めておられるルネ・シマー博士、また同大学の教授であられるギー・ブルジョ博士のお二人と、「生老病死《しょうろうびょうし》」「健康と人生」について語りあえることは、私の望外《ぼうがい》の喜びです。

シマー博士は、「病理学《びょうりがく》」「細胞生物学《さいぼうせいぶつがく》」の世界的権威《けんい》で、とくにガン研究で高名《こうめい》であられます。ガン細胞だけに抗《こう》ガン剤《ざい》を作用《さよう》させる、いわゆる「ミサイル療法《りょうほう》」の先駆者《せんくしゃ》として有名です。

また、ブルジョ博士は、「生命倫理《りんり》」「教育学」の大家《たいか》であられます。

ともに、二十一世紀の焦点《しょうてん》となる分野です。両先生から、それぞれの専門知識や知恵《ちえ》を語っていただき、読者の方々とともに、「生老病死」について知見《ちけん》を深め、健康な人生を開拓《かいたく》するための糧《かて》にしてまいりたいと願っております。

シマー　私も、価値《かち》ある仕事であると喜んでいます。私としては、少しでもガンやエイズで悩《なや》む方、さらに科学技術の飛躍的《ひやくてき》な進歩が生命におよぼす影響性《えいきょうせい》を心配されている方々の励《はげ》ましになれば、と思っております。

これまで、東京で、またモントリオールで、池田SGI会長と語りあう多くの機《き》会《かい》をもてたことは、私にとって大きな触発《しょくはつ》となっております。

池田　モントリオール大学と創価大学の学術・教育交流は、一九九四年に開始されました。以来、順調《じゅんちょう》に交流が深まっており、創立者として心から喜んでおります。

また、一九九八年四月には、貴《き》大学の東アジア研究所と、私の創立した東洋哲学《てつがく》研究所が、学術交流協定を結《むす》びました。その調印式《ちょういんしき》には、光栄《こうえい》にもシマー学長にご臨席《りんせき》いただきました。その折《おり》、学長が語られた「真理《しんり》と科学の調和《ちょうわ》こそが人類に貢《こう》献《けん》していく」との言葉は、そのまま、私どもの対談の意義《いぎ》に通ずると言えましょう。

ブルジョ　第二次世界大戦で、カナダと日本の関係は悪化《あっか》し、しばらく困難《こんなん》な時代が続きました。しかし、両大学の交流によって、新たな協力の道が始まりました。すばらしいことです。私も、この道を通って、こうしてSGI会長にお会いできました。

シマー　一九九〇年に創価大学を訪問《ほうもん》したときのことは、忘《わす》れることができません。女子学生の皆さんが歌を歌って歓迎《かんげい》してくださいました。もう卒業されたでしょうが、心に残《のこ》る思い出です。

創価大学で私は、SGI会長の偉業《いぎょう》の一部をかいま見ることができました。創価大学のキャンパスには、あらゆるものを吸収《きゅうしゅう》し、つつんで、友好《ゆうこう》の心をつくっていく雰囲気《ふんいき》があります。また、たんに知識をあたえるのではなく、人を育てているということがわかりました。

隣接《りんせつ》して、豊《ゆた》かな内容の美術館《びじゅつかん》（東京富士美術館）があることも、学生にとってすばらしい文化的環境《かんきょう》だと思います。

池田　愛情をもって見てくださり、感謝します。

貴《き》大学が、貴国《きこく》を代表する世界的な大学であることは、よく存じ上げております。

シマー　モントリオール大学は、フランス語系《ごけい》であり、大学院を含《ふく》めて十三学部、五万人の学生を擁《よう》しております。北・南米で最大規模《きぼ》と言えるでしょう。

モントリオール大学の特徴《とくちょう》の一つとして、教育交流に力《ちから》を入れている点が挙《あ》げられます。経済の世界的運動が無視《むし》できない現在、大学活動も研究と教授の両面で国際的に多角化《たかくか》する必要があり、そのための努力《どりょく》をしています。教育交流をはかるための協定を、創価大学はじめ世界の九十以上の学校と交《か》わしています。

池田　一九九三年の美しき錦秋《きんしゅう》に、貴《き》大学を訪問《ほうもん》したことは、私の忘《わす》れ得《え》ぬ歴史です。

海外初となる「現代世界の人権《じんけん》」展《てん》（SGI主催《しゅさい》）を、貴大学で開催《かいさい》させていただき、そのオープニングの式典に私も出席しました。開催にさいしては、シマー学長、ブルジョ博士には、多大なご尽力《じんりょく》を賜《たまわ》り、あらためてお礼申し上げます。

シマー　私の方こそ、わがモントリオール大学にすばらしい機会《きかい》をあたえてくださり、心から感謝しております。同展は、終了後《しゅうりょうご》も反響《はんきょう》が絶《た》えませんでした。人権は、今日の西洋世界における重要な関心事であり、SGIの運動はそれを擁《よう》護《ご》するものです。人間の権利《けんり》を奪《うば》うことは、だれびとにもできません。

池田　「現代世界の人権」展は、これまで八カ国二十四都市（＝二〇〇八年十月現在、八カ国四十都市）で開催されるまでに広がっています。どの地でも、大きな反響が寄《よ》せられています。

「わかりやすく」「女性中心の議論」を

ブルジョ　私が感銘《かんめい》を深くしているのは、グローバルな諸問題を提起《ていき》し、そのための解決《かいけつ》をもたらそうとするSGIの広範囲《こうはんい》な活動です。SGI会長および同会の皆様は強い使命感から行動を起こされていて、問題がいかに困難《こんなん》なものであろうと、そのための議論や行動を避《さ》けたり、先送《さきおく》りしようとはされません。

池田　温《あたた》かなご理解をいただき、恐縮《きょうしゅく》です。さらなる行動への励《はげ》ましと受けとめます。

＊

私が対談したトインビー博士は、いみじくも、こう語っております。

「二十世紀は、どんな時代であったと記憶《きおく》されるだろうか。それは『政治的な抗《こう》争《そう》の時代』とか『技術的な発明の時代』としてではないだろう。二十世紀は『人類社会が〝全人類の健康〟を実際的な目標《もくひょう》と考えるようになった時代』として記憶されるにちがいない」──と。

今、ますます時代の焦点《しょうてん》は「健康」です。「健康」と「人生」「生命」についての社会的関心は、きわめて高い。その背景《はいけい》には、平和が進展したこともあるでしょう。また、ストレスの増大などで、健康への不安が大きくなっている現実もあるかもしれません。

こうしたなか、「健康」を多くの人が論じているようです。なかには、健康ブームを利用する営利《えいり》主義や、きわめて非科学的な議論もあるようです。

私は、今必要なのは、独《ひと》りよがりではない科学的な立場から、また深い哲学《てつがく》をもつ根本的立場からの「健康観」の確立であり、それを万人《ばんにん》にわかりやすく説《と》くことだと思います。

ブルジョ　賛成です。私は、人間にとってもっとも大切なのは、「生命とは何か？　死とは何か？」という問題であると思っています。

しかし、北米でもヨーロッパでも、生命倫理《りんり》の議論はこれらの重要な問題を避《さ》け、特殊《とくしゅ》で専門的な事柄《ことがら》に焦点《しょうてん》を当てる傾向《けいこう》があります。

池田　二十一世紀を「健康の世紀」としゆくために、民衆が賢明《けんめい》にならなければなりません。そのために、私は貢献《こうけん》したいのです。

だからこそ、一般の人々に理解されることが大事です。論文はなかなか読まれません。ゆえに、わかりやすく対話をまとめた対談集を、私は発刊《はっかん》してきました。

＊ソクラテスも対話です。釈尊《しゃくそん》も、私の信奉《しんぽう》する日蓮大聖人も対話でした。その伝《でん》統《とう》にのっとり、また時代相《じだいそう》を考えながら、私は多くの世界の知性と対話を進めてきました。

ブルジョ　会長の「脳死《のうし》」に関する論文の初めに、〝一般の人々も脳死をめぐる議論に参加し、問題への理解を深めるべきである〟との一節がありました。

生死の問題は、人間であるかぎり、すべての人々がかかわってきます。ゆえに、私もわかりやすい対談形式に心から賛同します。

池田　さらに私は、この対談では、できるかぎり女性を中心に、女性に配慮《はいりょ》した対話を心がけていきたいと思っています。

二十一世紀は間違《まちが》いなく「女性の時代」です。女性の方々が喜んでくださるような内容にしたいと願っています。

ブルジョ　私も、生命倫理《りんり》学《がく》のかかえる＊課題《かだい》をはじめ、多くのグローバルな課題を、いつも男性が話しあってきたことに問題があるのではないか、と思います。ですから、会長の「女性中心の議論を」とのお考えは、まったく正しいと思います。

「生死」の問題についても、女性の独特《どくとく》の観点《かんてん》があります。また一般的に、男性はどうしても権力志向《けんりょくしこう》の考え方にとらわれがちです。女性のほうが、「生」ときちんと向きあい、その発展をうながす傾向《けいこう》があります。

池田 真剣《しんけん》に耳をかたむけなければならないご意見です。全面的に賛同します。ブルジョ博士は、「良質の人間生活」を得《え》るために、「女性の力《ちから》」に注目《ちゅうもく》されていますね。博士は、「女性の力は、『支配《しはい》』よりも『交流』と『理解』を通じて、世界と人々を結《むす》びつけている」と述べられています。また、「女性運動は、女性に対するのと同様《どうよう》に、男性に対しても希望をあたえる」とも。すばらしい言葉です。

シマー わがモントリオール大学の医学部でも、苦しい勉強を最後まで貫《つらぬ》く学生の多くが、女性です。がんばりぬいて卒業を勝ち取るのも、女性が多い。むずかしい仕事につく割合《わりあい》も、女性が高いのです。

医師も女性がふえています。カナダでは、もし、現在の入学傾向がこのまま続くと、最終的《さいしゅうてき》には医師の六五パーセントが女性になるでしょう。男性よりコミュニケーションが上手《じょうず》な女性医師が多くなれば、患者《かんじゃ》と医師の関係も、もっとスムーズになっていくと思います。

シマー〝文学から医学へ変えた理由〟

池田　大切な視点《してん》です。

それでは、具体的な進め方としては、第一章「ガンとエイズ」についてはシマー博士を中心に、また第二章「健康と調和《ちょうわ》」、第三章「生命倫理《りんり》の課題《かだい》」、第四章「生命の進化《しんか》と人類の誕生《たんじょう》」についてはブルジョ博士と、そして最後の第五章「生命の世紀の黎明《れいめい》」では、ふたたびシマー博士にも登場《とうじょう》していただき、語りあっていきたいと思います。

そこで本格的な対談を始めるにあたり、最初に私がインタビュアーとなり、読者のために、両先生の個人的な事柄《ことがら》について、何点かうかがっていきたいと思います。

まずシマー博士におうかがいしますが、博士は、どのような幼年《ようねん》時代を過ごされましたか。

シマー　私は、カナダのモントリオールで生まれ育ちました。大家族の末《すえ》っ子《こ》です。両親は教育の重要性を信じ、子どもたち全員に大学教育を受けさせました。それで私は幼《おさな》いころから、ギリシャやラテンの人文系《じんぶんけい》学問を中心とした、豊《ゆた》かな文化的環境《かんきょう》の恩恵《おんけい》に浴《よく》することができました。

池田　博士はモントリオール大学時代に、文学から医学へと進路《しんろ》を転換《てんかん》され、医学博士の学位を取得《しゅとく》されています。その後、病理学《びょうりがく》や細胞生物学《さいぼうせいぶつがく》、腫瘍学《しゅようがく》の分野においで輝《かがや》かしい業績《ぎょうせき》をあげられました。博士がこうした分野に進まれたきっかけは何だったのでしょうか。

シマー　病人に対する共感が強かったために、私は医学を学びました。しかし病気の原因についての医学の回答に満足《まんぞく》できず、病理学を専攻《せんこう》することにしました。ある病気が進む過程《かてい》で、診断《しんだん》を決定するのが病理学者であることがその理由でした。

ところが、このような診断がきわめて価値《かち》のあるものであることに疑問《ぎもん》の余地《よち》はありませんが、診断が生物形態学《けいたいがく》と過去の経験の蓄積《ちくせき》に基《もと》づく判断基準《はんだんきじゅん》にのみ依存《いそん》していることを、まもなく知りました。そこで最終的《さいしゅうてき》には、当時学問として急速《きゅうそく》に範疇《はんちゅう》を広げていた、細胞生物学と遺伝学《いでんがく》の分野で研究生活を送る道を選択《せんたく》しました。

池田　なるほど。博士は、モントリオール大学を終えた後、ニューヨークそしてパリで学究生活《がっきゅう》を送られましたね。

シマー　カナダを発《た》ったのは、一九六二年、二十七歳のときでした。ニューヨーク市のマウント・サイナイ病院と医学校で、実習生《じっしゅうせい》として訓練《くんれん》を受けるためです。マウント・サイナイ病院は、医師の教育という点にかけては、米国でも屈指《くっし》の病院であると評価《ひょうか》されていました。また、病理学部《びょうりがくぶ》は故ハンス・ポッパー博士の指導の下《もと》に、きわめて活発《かっぱつ》な研究活動を行《おこな》っていることで知られていました。おかげで私は、細胞分裂《さいぼうぶんれつ》の調節《ちょうせつ》についての研究プロジェクトを進めながら、病理学の訓練を修了《しゅうりょう》することができました。

当時のニューヨークは、新進《しんしん》の文化を意欲的《いよくてき》に吸収《きゅうしゅう》しようとしている人たちに、十分に応《こた》えられるだけの環境《かんきょう》をそなえていました。それに深く感動したことを覚《おぼ》えています。

ニューヨーク。それは私の心の中で今でも光彩《こうさい》を失《うしな》っていません。

池田　詩的《してき》なお言葉ですね。ニューヨークの輝《かがや》きとともに、若き学究の徒《と》であった博士も輝いていたのでしょう。パリはどうでしたか。

シマー　三年後の一九六五年に、ウィレム・*ベルナール博士の下《もと》で研究に専念《せんねん》するために、フランスのパリに移《うつ》りました。

ベルナール博士は当代《とうだい》一流の科学者としてガンの研究で有名で、今日、エイズや*白血病《はっけつびょう》の発生《はっせい》の原因として知られている*レトロウイルスを最初に解明《かいめい》した生物学《せいぶつがく》者《しゃ》の一人です。博士はまた、日常生活をいかに有意義《ゆういぎ》に生きるかについて、豊《ゆた》かな経験を積《つ》んだ哲学者《てつがくしゃ》でもありました。

当時のパリは、一九六五年にジャック・*モノー、フランソワ・*ジャコブとアンドレ・*ルウォフにノーベル賞が授与《じゅよ》されたこともあって、あたかも細胞《さいぼう》生物学研究のメッカといった観《かん》がありました。私は幸《さいわ》いにもこれら先達《せんだつ》の講義に出席し、何度か個人的にお会いする機会《きかい》をもつこともできました。

池田　モノーの『偶然《ぐうぜん》と必然《ひつぜん》』は日本でも翻訳《ほんやく》され、たいへんな反響《はんきょう》を呼《よ》びました。私も興味深《きょうみぶか》く読みました。ところで、博士が学長を務《つと》めておられるモントリオール大学について、モットーや特色《とくしょく》などをお聞かせください。

シマー　モントリオール大学のモットーは、ラテン語で「世界をあまねく科学と真実《しんじつ》の光で照《て》らそう」です。科学者にとってきわめて刺激的《しげきてき》な言葉ではないでしょうか。新知識の開拓《かいたく》と大学院生に対する厳格《げんかく》な訓練《くんれん》の実施《じっし》が本学の最優先事項《さいゆうせんじこう》であると、一九九〇年代の初めに採用《さいよう》された本学の使命を明確にした文章《ぶんしょう》の中で定《さだ》められています。

本学の教授は、自分の専門分野の研究に精励《せいれい》して先端《せんたん》をきわめ、授業がその具体的成果《せいか》の表れでなくてはならないと、要請《ようせい》されています。本学では毎年約三百名の博士号取得者《しゅとくしゃ》が誕生《たんじょう》し、二千名以上の学生に修士号《しゅうしごう》が与《あた》えられます。十三の学部、二つの姉妹校《しまいこう》のほか、講座や研究センター、あるいは学際的《がくさいてき》な研究グループが約百二十あります。

研究資金としては年間二億カナダドルの寄付《きふ》があり、その意味で本学は、モントリオール、ケベック、カナダの経済的発展に大きく貢献《こうけん》しています。そのうち約四分の一が民間企業《きぎょう》からの委託《いたく》研究や共同事業のために使われています。

私はモントリオール大学の学長を務《つと》められることを光栄《こうえい》に思っています。本学を人類のために「世界をあまねく科学と真実《しんじつ》の光で照《て》らす」大学にすることが私にあたえられた使命であると信じ、それが達成《たっせい》できることだけを一途《いちず》に念願《ねんがん》しています。

人生の師との出会いは、最高の幸福

池田　博士は、栄光あるモントリオール大学の学長として、不滅《ふめつ》の聖業《せいぎょう》に尽《つ》くされました。使命に生きゆく人生は偉大《いだい》です。

博士がもっとも尊敬《そんけい》する人物はだれでしょうか。

シマー　私はこれまでに、世界的に有名な大学教授や科学者に、数多《かずおお》く会う機会《きかい》に恵《めぐ》まれました。しかし、そのなかから、私が深く影響《えいきょう》を受け、限《かぎ》りなく尊敬している人物を一人だけあげるとすれば、それはウィレム・ベルナール博士です。

池田　博士が、パリに移《うつ》って師事《しじ》した大研究者ですね。今日、エイズや白血病《はっけつびょう》の原因として知られるレトロウイルスの解明《かいめい》にたずさわった方だと、先ほどうかがいましたが。

シマー　そのとおりです。ベルナール博士はガンの原因として、ウイルス説《せつ》を擁《よう》護《ご》する立場をとっておられましたので、博士はガン細胞《さいぼう》やガンに感染《かんせん》した細胞の中のウイルスの活動を探《さが》し出し、解明しようとしました。＊私が科学的方法論を身《み》につ

けた場所は、博士の実験室でしたし、
究について、細胞核《さいぼうかく》の構造《こうぞう》と機能《きのう》に関する私の初期の研究
もそこで進められました。

ベルナール博士は情熱の人です。研究に対する情熱、他人に対する情熱、芸術に
対する情熱、草花に対する情熱……それらの情熱を博士は同時進行的《しんこうてき》に燃《も》やしなが
ら、かといって自分で独《ひと》り占《じ》めはしませんでした。

周《まわ》りの人々は、だれもが博士の熱っぽい口調《くちょう》に感化《かんか》され、いつしか彼と同じく情
熱的になってしまうのです。あの感動的な声と、人を魅了《みりょう》するまなざしで博士が話
すとき、皆、心を動かされずにはいられませんでした。

池田　仏法では、人生の師にめぐり会い、師の心をわが心として、師の構想《こうそう》を受
け継《つ》ぎ実現していく人生こそ、最高の幸福条件とされます。

博士も、すばらしい人生の師にめぐり会われたのですね。

シマー　ベルナール博士は優《すぐ》れた科学者だっただけではありません。深い教養《きょうよう》を
そなえた、人類愛あふれる「ユマニスト」（人道《じんどう》主義者）でした。博士は一生《いっしょう》を通じ
て、「世界市民（コスモポリタン）」へと向かう軌跡《きせき》を歩《あゆ》んだと言えるでしょう。自己
の人生を振《ふ》り返《かえ》って、博士はこう語っています。「私は多言語環境《たげんごかんきょう》のスイスに生ま

れた。パリに深く根《ね》を下《お》ろしてフランス人として長年生きてきた。今、私はヨーロッパ人として考え、世界市民として夢《ゆめ》を見る」と。

池田　「世界市民」としての夢の実現――。私の恩師《おんし》である戸田城聖《じょうせい》第二代会長も「地球民族主義」*を唱《とな》えました。「人類共同体」をめざし、地球上の人々が「世界市民」として生きゆく夢を、私ども青年に託《たく》されました。私の人生はその〝夢〟の現実化にあると思っています。

シマー　すばらしいことです。

先ほど、私は「他人に対する情熱」と言いましたね。「他人とのふれあい」がいかにベルナール博士にとって大切だったかを、私がいちばん強く理解したのは、博士の実験室においてです。

博士は三十年以上もの長きにわたり、世界各国からやってきた共同研究者や研修生の一人一人に対して、自分の知識を惜《お》しげもなく提供《ていきょう》しました。博士にとっては、自分が新知識を得《え》ることと同じくらい、得た知識を他の研究者に伝えていくことが大切だったのです。その意味で、ベルナール博士は優《すぐ》れた科学者であり、また偉大《いだい》な教師でした。

池田　まさしく仏法の〝*慈悲《じひ》〟に通じる姿《すがた》です。偉大《いだい》なる人格《じんかく》は、いかなる環境《かんきょう》にあり、苦難《くなん》にあっても、他者への愛、人類への無限《むげん》の愛に人生をささげるものです。

マハトマ・ガンジー*やタゴール*しかり、また、牧口常三郎初代会長、戸田第二代会長の人生も、人類愛に貫《つらぬ》かれていました。

同様《どうよう》に、博士の師であるベルナール博士のような崇高《すうこう》な人格こそが、ヒューマニティーに輝《かがや》く〝真実《しんじつ》の健康体〟と言えるのではないでしょうか。

仏法ではこのような人格を「*菩薩《ぼさつ》」と呼《よ》びます。他者への奉仕《ほうし》に生きた人生に、もはや人生最大の苦悩《くのう》である「死苦《しく》」への不安、おびえはないでしょう。満足感《まんぞくかん》と歓《よろこ》びさえ感じていたのではないでしょうか。

シマー　そのとおりです。ベルナール博士の思想は、その墓碑銘《ぼひめい》にもっとも端的《たんてき》に表れています。フランスの作家エルネスト・ルナン*の言葉ですが、生前《せいぜん》これを墓碑銘に選《えら》んだのは博士自身でした。

「すべては人生の総決算《そうけっさん》にある。他はどうでもいい。全智全霊《ぜんちぜんれい》と行動をもってもっとも情熱的に愛した者、彼こそもっとも多くを生きた者だ」

池田　至言《しげん》です。日蓮大聖人も「先臨終《まずりんじゅう》の事《こと》を習《なら》うて後《のち》に他事《たじ》を習うべし」（御書一四〇四ジペー）と説《と》いています。人は生きたようにしか死ねないと言いますが、人生のすべての様相《ようそう》は「総決算《そうけつさん》の時」に集約的《しゅうやくてき》に表れます。さらに、仏法では、生命の境涯《きょうがい》は死を超《こ》えても続くと説いております。それゆえにこそ、人生の最終章《さいしゅうしょう》が大切なのです。

全魂《ぜんこん》をかたむけて他者を慈愛《じあい》し、人類愛に情熱を燃《も》やす道――仏法でいう菩薩道《ぼさつどう》ですが、その輝《かがや》く黄金《おうごん》の人生にこそ、最高の〝健康道〟と〝長寿法《ちょうじゅほう》〟が開示《かいじ》されてくるのではないでしょうか。

〝詩心〟は人間と自然と宇宙《うちゅう》をつなぐ

池田　では、次に、ブルジョ博士に、若干《じゃっかん》、質問をさせていただきたいと思います。

ブルジョ博士もモントリオールのお生まれですね。

ブルジョ　ええ。私はモントリオールで生まれ、これまでの人生の大部分を都会で過ごしました。いわば都会生活が骨《ほね》の髄《ずい》まで染《し》みついていると言えるかもしれません。

その一方で、海や湖、あるいは河川《かせん》や田園《でんえん》地帯や森も好きです。静かな海、あるいは荒《あ》れ狂《くる》う海を眺《なが》め、木々をわたる風の音に耳をかたむけ、森のこだまを聴《き》くのが好きで、そのようにして何時間も過ごすことがあります。

その後で都会の喧騒《けんそう》、ざわめく人込《ひとご》みのなかに戻《もど》ってくると、やはりそこが自分にとってもっともふさわしい生活の場であるように思えます。

池田　詩的《してき》な表現《ひょうげん》のなかに、自然を愛し、そして人間のなかへ飛《と》び込《こ》んでいかれる博士の誠実《せいじつ》なお人柄《ひとがら》がうかがえます。

ブルジョ　私はたぶん、文学の人間ではないかというふうに感じています。もともと、戯曲《ぎきょく》にしても、小説にしても、何でも読むという文学少年でした。後に哲学《てつがく》、神学《しんがく》を勉強して、現在では倫理学《りんりがく》、教育学を教えるようになりましたが、しかし、私の根底《こんてい》には文学があるのです。それは『聖書《せいしょ》』であり、またギリシャの詩であったり、フランス文学であったり……。学生にも笑われるのですが、私は科学というよりも、たとえば、映画にこういうのがあったとか、こういう文学があったとか、たんに、堅《かた》い科学的なものだけでなく、文学的なものや芸術的なものに、私が論拠《ろんきょ》やいくつかの参考資料《さんこうしりょう》を探《さが》すことを学生が非常におもしろがるのです。

文学は複雑性《ふくざつせい》、曖昧性《あいまいせい》、また矛盾《むじゅん》というものに対する理解をうながすものだと思います。科学は、複雑に絡《から》みあっている現実から切《き》り離《はな》された一つの現象《げんしょう》だけをとらえるのです。

池田　文学や詩は、現実の「全体」を「直観知《ちょっかんち》」で、ありのままに描《えが》き出《だ》そうとします。一方、科学は、現実を分析《ぶんせき》し、その「部分」の要素《ようそ》とか、関係性を「分析知」でとらえていきます。

人類にとって、文学や詩、哲学《てつがく》、宗教も、また科学も、ともに貴重《きちょう》な精神的遺産《いさん》ですが、私もどちらかと言えば、詩や文学に深い魅力《みりょく》を感じています。

ブルジョ　会長の著書《ちょしょ》は何冊《なんさつ》か読ませていただきました。それと詩も、何編《なんぺん》か拝見《はいけん》させていただきました。会長がそうした作品を通して、他者と分かちあうことの大切さや、私たちは自然界の中に属《ぞく》しており、その一部であること、あるいは、私たちを取《と》り巻《ま》く「環境《かんきょう》」の中に存在しているのだということを、さまざまな経験をふまえて語っていらっしゃることがわかります。

池田　人間界であれ、自然界であれ、単独《たんどく》で存在するものはありません。たがいに関係しあい、依存《いそん》しあいながら一つのコスモス（宇宙《うちゅう》）を形成《けいせい》しています。文学や詩は、人間と自然と宇宙をつなぎ、融合《ゆうごう》し、分断《ぶんだん》された〝魂《たましい》〟を癒《いや》す働《はたら》きをもっています。

〝詩心〟は、そうした万物一体《ばんぶついったい》の宇宙の広がりの中にある自分を感じさせてくれるものではないでしょうか。

さて、博士は大学卒業後、カトリックの聖職《せいしょく》の道を歩《あゆ》まれました。そして二十年後、教会から離《はな》れ、今日まで第一線の研究家として倫理学《りんりがく》、とくに生命倫理の問題に取り組まれていますね。

ブルジョ　私が聖職を離れた理由は、それに入った理由と同じでした。それは、自由と不服従《ふふくじゅう》という価値《かち》のため、また、より他者とかかわるためです。専門分野としては、倫理と教育に関する諸問題に、社会的、政治的次元《じげん》から光を当ててみることに興味《きょうみ》があります。

倫理と教育の二つを研究テーマとしていますが、教育とは根本的には倫理を教えることであり、倫理観《りんりかん》は教育によってつちかわれると思っています。教育は他人より優越《ゆうえつ》するために受けるものではありません。われわれは人を教育するのではなく、自分もともに学ぶのです。

池田　現代の教育がかかえる問題の急所《きゅうしょ》をついた言葉です。そのとおりと私も考えます。

博士は、かつて「良質の人間生活」を得《え》るための方法について、論文で言及《げんきゅう》されたことがありますね。「人生いかに生くべきか」……これは、だれびとにとっても大切な問題です。

ブルジョ　人生とは、それについて考察《こうさつ》したり、その意義《いぎ》を省察《しょうさつ》する前に、まず生きなければならない現実です。未知《みち》のものに挑戦《ちょうせん》し、新しい知識に向かって前進するところに人生そのものを感じますし、期待というか、絶《た》えざる緊張《きんちょう》をおぼえます。また、地平線《ちへいせん》は近寄《ちかよ》れば近寄るほど遠のいていきます。それを生きるのが人生であり、決して手の届《とど》かない地平をどこまでも追《お》い求めていく以外に人生の意味や目的があるとは思えません。

池田　なるほど。博士の人生に向かう姿勢《しせい》がよくわかります。

ブルジョ　人生をすばらしいと思うか、それとも、人生をあまりにも不条理《ふじょうり》に満《み》ち、ときには絶望《ぜつぼう》であると思うか。

他者との絆《きずな》は蜘蛛《くも》の巣《す》のように交錯《こうさく》して織《お》りなされ、そこからさまざまな出会い、交流が生まれます。そのなかでこそ、人は苦闘《くとう》することにさえ歓喜《かんき》を見いだすことができるのです。

二人の恩師《おんし》とすばらしい善友《ぜんゆう》

池田　味《あじ》わい深い言葉です。

シマー博士にもうかがいましたが、人生で大きな影響《えいきょう》を受けた人物はいますか。

ブルジョ　大学時代の恩師の一人に、文学部のジュリアン・ラピエア教授がおります。教授の人格《じんかく》、また文学に対するアプローチにはたいへん感動しました。

一つの出来事をよく思い出します。教授はある日、詩を詠《よ》んでくれました。心服《しんぷく》するようなみごとな力強《ちからづよ》い朗読《ろうどく》をしてくださったのです。そういう先生だったのです。

私は、その詩を分析《ぶんせき》し、解説《かいせつ》することになっていたのですが、読み終えた教授は、私が批評《ひひょう》することを拒《こば》みました。あまりにもすばらしい詩で、解説《かいせつ》して、かえって損《そこ》なうようなことが絶対《ぜったい》にあってはいけない、と言って……。

その瞬間《しゅんかん》に、私は、この世には、科学的な方法や分析《ぶんせき》では把握《はあく》できないもの、そのまま全体として理解し受け入れなければならないものがあることに気づいたのです。

池田　興味深《きょうみぶか》いエピソードです。恩師《おんし》は、「詩」と「科学」との根本的な相違《そうい》を、博士に〝体得《たいとく》〟してもらおうとしたのですね。

ブルジョ　ラピエア教授はグローバルな観点《かんてん》でものごとを広くとらえる人物でした。私にとって、つねに自分もあのようになりたいと憧《あこが》れる対象《たいしょう》であり、目標《もくひょう》にした人でした。教授は心も視野《しや》も非常に広く、それでいて自分の考え方には過酷《かこく》なまでに厳密《げんみつ》で、首尾《しゅび》一貫《いっかん》していたからです。

池田　博士も、シマー博士と同じように、かけがえのない偉大《いだい》な「師」に会われていますね。

人生の目標にできる「師」に会うことほど、最高の喜びはありません。

ブルジョ　私には、もう一人恩師がいます。私が十七歳のころ出会ったクロード・ラベル教授です。おそらく、教授はそのころ、まだ三十歳くらいだったと思います。

私にとって何よりも印象深かった《いんしょうぶか》のは、教授が私たちのことを非常に注意深く見てくれていたことで、彼の下《もと》に集まった学生一人一人に対して、力《ちから》になってあげようとする姿勢《しせい》にあふれていました。

ラベル教授からは、それが自分たちが取り組んでいる事柄《ことがら》であれ、または周《まわ》りの人々であれ、それらに対し、つねに注意力を高く保《たも》つことがいかに重要かを学びました。何ごとに対しても衰《おとろ》えることがなかった注意力の高さは、彼個人にとどまらず、授業を受けた学生たちにも受《う》け継《つ》がれていると思います。

とにかく、この二人は、私にとってかけがえのない恩師《おんし》であり、それぞれから違《ちが》った面で影響《えいきょう》を大きく受けました。ある意味で言えば、この二人から影響を受けたからこそ、教壇《きょうだん》に立っている今の自分がいるのだと思います。

池田　釈尊《しゃくそん》は次のように説《と》いています。「偉大《いだい》な師（世尊《せそん》）に出会うことのできる人は少なく、出会うことのできない人は多い。偉大な師の教えを聞くことのできる人は少なく、聞くことのできない人は多い。教えを聞いて実践《じっせん》する人は少なく、実

践しない人は多い」（「アングッタラ・ニカーヤ」南伝十七巻、参照）

師の教えを聞く幸運《こううん》にめぐり合っても、師の心を弟子《でし》として実践《じっせん》しなければ、それは、聞いたことにはなりません。弟子に、師への「感謝」と「報恩《ほうおん》」の心があってこそ、師の一言一句《いちごんいっく》を、実行に移《うつ》せるのです。

博士は、かけがえのない二人の恩師《おんし》に出会い、その教えを弟子として実行されている。希有《けう》のことです。博士の深い見識《けんしき》の源泉《げんせん》がよくわかりました。

ブルジョ　ありがとうございます。さらに私が、影響《えいきょう》を受けた友人の一人に、レオ・コーミエ氏がいます。ケベック市民人権連盟《じんけんれんめい》会長を務《つと》めた人です。

コーミエ氏は、教育者ではなく、ソーシャル・ワーカー（社会福祉《ふくし》に従事《じゅうじ》する人）で、若いころにはたいへん苦労された方です。また、彼は厳密《げんみつ》には文学者ではありませんでしたが、非常に文学的な人でもありました。

彼の勉強のしかたというのは、いわゆる学校での勉強や本を読んで学ぶといった伝統的手法《でんとうてきしゅほう》ではなく、主《おも》に人の話をよく聞いたり、実生活のなかでさまざまな事柄《ことがら》に関心をもって鋭《するど》く観察《かんさつ》することでした。彼は、そういう方法で知識を高めてこられた非常に頭のよい方です。彼の知性は、言うなれば、現実性に富《と》んだ知性なのです。

池田　博士は、二人の恩師《おんし》のほかに、すばらしい善友《ぜんゆう》にも恵《めぐ》まれたのですね。コーミエ氏は現実生活のなかで知恵《ちえ》を体得《たいとく》していかれた。それこそ、まさしく〝生きた知恵〟です。苦悩《くのう》と対決《たいけつ》し、現場《げんば》で磨《みが》きあげられた観察眼《かんさつがん》ほど、本質を見《み》抜《ぬ》く確《かく》たる知恵はありません。

博士とコーミエ氏の友情について、もう少し語っていただけますか。

ブルジョ　私が彼と出会ったのは、人権連盟《じんけんれんめい》の会合でした。私が彼に魅了《みりよう》されたのは、理論的な考え方と現実的な考え方の双方《そうほう》を組み入れた、まったく新しい枠組《わくぐ》みでものごとをとらえて、独自《どくじ》の意見を構築《こうちく》することができた点です。

私たちは、よく話しあう機会《きかい》をつくりました。そして、おたがいの違《ちが》いも認《みと》めあえる間柄《あいだがら》になりました。私は幸運《こううん》にも、彼のような非常に現実的な物の考え方ができ、実践的《じっせんてき》な知識を備《そな》えた人と関係を深める機会にも恵まれたのです。

池田　たがいの違いを認め尊重《そんちょう》しあっていく、相手の良いところを謙虚《けんきょ》に学んでいく……それでこそ真《しん》の友情です。

ブルジョ　この対談を通して、重要な諸問題に関する会長のお考えを知り、一つの仏教的伝統《でんとう》のなかから、今の時代のために何を汲《く》み取《と》ることができるかを学ぶ機《き》会《かい》をもてることはうれしいことです。

シマー　ところで、会長は写真や映像《えいぞう》で見るよりもずっとお若く見えます。どうすれば、そのような若さが保《たも》てるのでしょうか。私のほうが本当は、七歳若いはずなのですが。（笑い）

池田　いえいえ、シマー博士のほうこそ、はつらつと活躍《かつやく》しておられます。

仏法では、「連持色心《れんじしきしん》」と説《と》きます。肉体《にくたい》（色法《しきほう》）と精神（心法《しんぽう》）が一体《いったい》である生命が、永遠《えいえん》に連続《れんぞく》していく姿《すがた》を言います。心身《しんしん》が調和《ちょうわ》しつつ働《はたら》き、自己の生命の向上《こうじょう》へ、充実《じゅうじつ》へと回転《かいてん》していく。それが人生の一つの理想です。

ともあれ、体の健康は当然として、心と頭脳《ずのう》の健康、社会の健康が大事です。

「すばらしい価値《かち》ある人生とは何か」「幸福の条件である『健康』な人生は、どうすればつくれるのか」「最高に悔《く》いなき人生を送るために、医学は何を教えてくれるのか。仏法の英知《えいち》は何を教えてくれるのか」

語りあいましょう！　人類のために！　二十一世紀のために！

第一章　ガンとエイズ

1　ガンの歴史と現在

ヒポクラテスの時代からガンはあった

池田　シマー博士は、ガン研究の世界的な権威《けんい》です。ガンの克服《こくふく》は、まさに人類の悲願《ひがん》と言えます。かつて私は、英雄《えいゆう》＊ナポレオンの生涯《しょうがい》をめぐって、フランスの学者たちと語りあったことがあります。ナポレオンもガンで亡《な》くなったという説《せつ》があります。たしか、胃《い》ガンだったと——。

シマー　そう言われていますね。古くは、エジプトのミイラのなかにもガンにかかっていたものが見つかっています。ガンは、現代病のように考えられている向きもありますが、人類の出現《しゅつげん》とともにあった病気です。古代《こだい》にも、原始《げんし》時代にもありました。

池田　さまざまな証拠《しょうこ》や文献《ぶんけん》もあると思いますが、人類がガンの存在を知るようになったのは、いつごろからでしょうか。

シマー　古代《こだい》ギリシャの医師として著名《ちょめい》なヒポクラテス*の時代（約二千四百年前）には、すでに知られていました。ヒポクラテスは、ガンに対して「カルキノス」という語を用《もち》いています。

カルキノスというのは、「蟹《かに》」という意味です。ギリシャ人は、ガンを、原因はわからないものの、患者《かんじゃ》の体内《たいない》に、ハサミで肉《にく》を切って深々と侵入《しんにゅう》して、肉をあますところなく食《く》いつくしてしまう邪悪《じゃあく》な蟹であると考えたようです。

池田　現代の医学でも、まだ、原因を探究《たんきゅう》しているところですから、ギリシャ時代にわからないのは当然でしょう。

それにしても、ガンの症状《しょうじょう》や進行《しんこう》を適切《てきせつ》に形容していますね。

シマー　ヒポクラテスより前の時代には、人間の運命は神が決定すると思われていました。病気もこうした運命の一部だったのです。できることと言えば、せいぜい運命を予想することで、この仕事を担《にな》っていたのが占者《せんしゃ》や巫女《みこ》といった連中《れんちゅう》です。

時には、生贄《いけにえ》を神にささげるという方法で神の怒《いか》りを鎮《しず》めるなどという試《こころ》みもなされました。

池田　インドでも、同じ時代に*バラモン僧侶《そうりょ》の権威《けんい》主義と堕落《だらく》がはびこっていました。僧侶による祭《まつ》りごとをしなければ、地獄《じごく》におちると言って、民衆をおどしたのです。紀元前《きげんぜん》の五世紀ごろに、すでに洋《よう》の東西をとわず、同じような現象《げんしょう》が起きています。

釈尊《しゃくそん》が登場《とうじょう》して、腐敗《ふはい》した聖職者《せいしょくしゃ》のくびきから、民衆を解放《かいほう》する宗教運動を起こしたのです。釈尊のもとには、ヒポクラテスにも比《ひ》せられる名医《めいい》である*耆婆《ぎば》がいて、仏法医学の基盤《きばん》をつくっています。

シマー　ギリシャにおいて、医学と祈禱《きとう》を切り離《はな》し、医学の脱呪術化《だつじゅじゅつか》を行《おこな》った最初の医者がヒポクラテスでした。彼は患者《かんじゃ》の症状《しょうじょう》を客観的《きゃっかんてき》に定義《ていぎ》づけることに心をくだき、有名な四体液《したいえき》（血液《けつえき》、粘液《ねんえき》、黒胆汁《くろたんじゅう》、黄胆汁《きたんじゅう》）論で症状を説明しようとしました。彼は四体液の中の、脾臓《ひぞう》や胃《い》でつくられると考えられていた黒胆汁がガンを引き起こす要因《よういん》であると主張《しゅちょう》しました。彼は神秘的《しんぴてき》な医学とたもとをわかち、症状の観察《かんさつ》、比較《ひかく》、病因《びょういん》の究明《きゅうめい》、病気の進行《しんこう》を予想する診断《しんだん》方法の確立へと、方向転換《てんかん》させた最初の人物です。

池田　ヒポクラテスについては、トインビー博士も、私との対談の中で、「知的職業の訓練《くんれん》を受けたすべての者が、〝ヒポクラテスの誓《ちか》い〟を行《おこな》うべきである」と強調《きようちよう》していました。

シマー　ご承知《しようち》のように、医学を修《おさ》めた学生は〝ヒポクラテスの誓い〟を読みあげて医師となるわけですが、ヒポクラテスの全人類に対して果《は》たした役割を考えると、驚《おどろ》くにはおよびません。この宣誓《せんせい》を通して、一人一人の若き医師が、患者《かんじや》に対する尊敬《そんけい》、臨床観察《りんしようかんさつ》の大切さ、医学における倫理《りんり》的側面《てきそくめん》の必要性を自覚《じかく》するのです。

ガンの発生《はっせい》と地域差・年齢差

池田　よく理解できます。倫理的側面は何よりも大切です。人類の寿命《じゆみよう》が延《の》びているゆえに、当然、ガンもそれに相応《そうおう》してふえていくことが考えられますが、それを考慮《こうりよ》に入れてもなお、ガンの増加率は全体としてそれ以上に高まっていると考えられますか。

シマー　おっしゃるとおり、ガンの発生頻度《はっせいひんど》は年齢を経《へ》るごとに増加していくので、ガンの疾病率《しっぺいりつ》と死亡率《しぼうりつ》の統計《とうけい》は、この事実を念頭《ねんとう》に置《お》いて調整《ちょうせい》する必要があります。

　こういう統計がとられるようになったのは一九三〇年代からですが、ある形のガンについて数値《すうち》調整をしたところ、ガンによる死亡率に変化は見られません。ただし、過去四十年間に死亡率が大幅《おおはば》に上昇《じょうしょう》した肺《はい》ガンは除外《じょがい》してあります。

池田　ガンの種類はわかっているだけで、何種類くらいあるのでしょうか。また、ガンの発生に地域差はあるのでしょうか。

シマー　約二百五十種類ほどあります。そして、種類によって、発病率《はつびょうりつ》の高い地域や年齢層が異《こと》なることもわかっています。

たとえば、発生頻度で言えば、他の地域に比較《ひかく》してアフリカと東南アジアで肝臓《かんぞう》ガンが多発《たはつ》しています。先進国のなかでは日本だけ胃《い》ガンが多く、他の国ではむしろ胃ガンは減《へ》っています。中国南部、イラン、ノルマンディーでは食道《しょくどう》ガンが多い。低開発国《ていかいはっこく》では子宮《しきゅう》ガンが多く、開発が進むと、それと符牒《ふちょう》を合わせるかのように子《し》宮《きゅう》ガンが減《へ》っています。また、オーストラリア人のうちの英国系《えいこくけい》の人たちのなかに皮膚《ひふ》ガンが多いといわれます。

池田　日本では胃《い》ガンによる死亡《しぼう》は減少《げんしょう》してきたとはいえ、いまだにガンのなかで上位《じょうい》を占《し》めています。肝臓《かんぞう》ガンや膵臓《すいぞう》ガンなども発生頻度《はっせいひんど》が高く、消化器系《しょうかきけい》のガンは全体の七〇パーセントにおよんでいます。また、乳《にゅう》ガンも最近では高い増加率を示しています。

シマー　カナダでは、一九九五年の統計《とうけい》では、新規《しんき》のガン発生が最低《さいてい》十二万五千件、ガンによる死亡者は六万人以上と報告されましたが、この新規発生事例《じれい》の半数以上が三種類のガンに区分《くぶん》されます。女性の場合ですと、乳ガン、直《ちょく》・結腸《けっちょう》ガン、肺《はい》ガン。男性の場合で前立腺《ぜんりつせん》ガン、肺ガン、直・結腸ガンです。九五年の一年間に、診断《しんだん》で判明《はんめい》したガン患者《かんじゃ》でもっとも多かったのが、女性の場合で乳ガン、男性では前立腺ガンでした。しかし死亡原因の第一位は、九五年も依《い》然《ぜん》として肺ガンが占めました。

これらのガンにかかったり、死亡する確率《かくりつ》は、女性の場合ですと、九人中一名が乳ガン、十六人中一名が直・結腸ガン、二十二人中一名が肺ガンといった割合《わりあい》になります。男性では、十人中一名が前立腺《ぜんりつせん》ガンと診断《しんだん》され、そのほとんどが七十歳以上の方々という確率《かくりつ》です。肺《はい》ガンは十一人中一名の割合《わりあい》になります。

小児《しょうに》ガンと成人のガンの違《ちが》い

池田　日本では、小児ガンが不慮《ふりよ》の事故に次いで小児の死因《しいん》の第二位を占《し》めており、とくに白血病《はっけつびょう》は小児期におけるもっとも重大な病気となっています。小児のガンは子ども自身も苦《くる》しいでしょうし、そうしたお子さんをもつ両親の苦悩《くのう》もはかりしれないものがあります。

シマー　三十年前ですと、ほとんどの小児にとってガンや白血病は「死にいたる病《やまい》」で、診断の日から二年以内に死亡《しぼう》するのがふつうでした。

今日では、ガンや白血病にかかる小児の半数が完全に治癒《ちゆ》されています。快癒《かいゆ》の事例《じれい》は、病気の種類によって異《こと》なりますが、不治《ふじ》の場合でも、長期間、病状軽減《びょうじょうけいげん》のための治療《ちりょう》を続行《ぞっこう》することによって、小児の生存《せいぞん》を延長《えんちょう》できたケースも多くあります。

遅々《ちち》としてはいますが、成功率は向上《こうじょう》しており、今日、そういう治療《ちりょう》を受けている小児《しょうに》のなかには、早晩《そうばん》、完全に治癒《ちゆ》される子どもたちが出てくることは疑《うたが》いありません。

あまりにも多くの若い生命がガンの犠牲《ぎせい》になるのを目《ま》のあたりにしてきた小児科医、両親、看護《かんご》に従事《じゅうじ》する人たちは、彼ら自身の命《いのち》が削《けず》られるような思いを久《ひさ》しくしてきたにちがいありません。このニュースは、彼らにとってもうれしいことでしょう。

池田　小児と成人では違《ちが》いがあるのでしょうか。

シマー　現在、ガンに関する医学的進歩のほとんどが小児ガンの分野に集中しています。

一九六〇年代の終わりから疑う余地《よち》のない成功例が累積《るいせき》しています。それが刺激《しげき》となって研究はさらに進み、ガンで苦《くる》しむ青少年たちに大きな希望をあたえています。

そこで、次のような暫定的《ざんていてき》な結論を出すことができるかもしれません。一般的に言って、小児のガンと、成人のガンは、同じ病気ではない、と。小児に見られるガンのタイプは、範疇的《はんちゅうてき》に区分《くぶん》すると、稀少腫瘍《きしょうしゅよう》と関連づけられるものが多いのです。また、明らかに完治《かんち》したと思われる小児《しょうに》のほとんどは、発病後《はつびょうご》二年経過《けいか》してそのような判断《はんだん》が下《くだ》されています。対照的《たいしょうてき》に成人のガンは、病状《びょうじょう》の進み具合《ぐあい》が目立って早いというわけでなく、一般的に言って、五年経《た》たないと生存率《せいぞんりつ》が確定《かくてい》できません。子どもや若い成人のガンは、熟年者《じゅくねんしゃ》の場合と比《くら》べて、死亡《しぼう》も早いが治癒《ちゆ》も早いと言えますし、むしろパスツール*の時代以来の、伝染病《でんせんびょう》などに代表される病気の典型《てんけい》的《てき》な状態《じょうたい》に相似《そうじ》しているのです。

池田　率直《そっちょく》にうかがいたいのですが、二十一世紀には、ガンが人々に「死の恐怖《きょうふ》」を呼《よ》び起こすような病気ではなくなっていると考えられますか。

シマー　現在、世界的に見て、ガンは心臓血管系《しんぞうけっかんけい》の病因《びょういん》に次ぐ致死《ちし》病因に数えられています。地球上では、昔の疫病《えきびょう》のような流行病《りゅうこうびょう》はほとんど姿《すがた》を消《け》しました。

しかし、ガンがそれに代わる新しい病気として、闘《たたか》うべきもっとも手強《てごわ》い相手となりました。残念《ざんねん》ながらわれわれ人類は、これからも当分の間ガンと付き合っていかなくてはならないようです。

正常《せいじょう》な細胞《さいぼう》の中に「ガン遺伝子《いでんし》」が

池田　ガンにかかる原因については、今日、「*発《はっ》ガン物質」や細胞内の「ガン遺伝子」*の存在などが指摘《してき》されています。正常な細胞がガン細胞に変わるメカニズムは、どの程度《ていど》、解明《かいめい》されているのでしょうか。

シマー　ガン発生《はっせい》のメカニズムについての解明は、まだまだ進んでいません。もう少し具体的に言いますと、今から二十五年ほど前には、ガンの原因は化学物質、いわゆる発ガン物質であると考えられていました。

池田　ウイルス説《せつ》もありましたね。博士の恩師《おんし》であるベルナール博士はウイルス説を強く主張《しゅちょう》していた、とお聞きしましたが……。

シマー　そうです。その後、ウイルスが原因ではないかと言われるようになり、さらにウイルス中の、ある種の遺伝子が原因と言われるようになりました。

ところが、人間の正常な細胞の中に、ウイルスの遺伝子と同じ遺伝子が発見されたのです。それが「ガン遺伝子」です。

池田　正常《せいじよう》な人間の中にも、「ガン遺伝子《いでんし》」が見つかったというのは大ニュースでしたね。

シマー　ええ。その「ガン遺伝子」が、何によって発現し、またコントロールされているかは、まだよくわかりません。現在は、ある種の「遺伝子」（ガン抑制《よくせい》遺伝子）がガン遺伝子をコントロールし、私たちが「ガン」と呼《よ》ぶ異常《いじよう》な細胞《さいぼう》の増殖《ぞうしよく》を制御《せいぎよ》しているのではないかとも考えられています。しかし、その詳《くわ》しいメカニズムは解明《かいめい》されていません。

そしてまた、最近は、ある種の「化学物質」がガンの原因として注目《ちゆうもく》されています。つまり、ガンの原因に関する理論は、今のところ、堂々めぐりをしていて、大きな前進は見られていないのです。

池田　まさに混沌《こんとん》として予断《よだん》を許《ゆる》さないということでしょうか。

シマー　ええ。ですから私が大学院で講義をするとき、その最初の講義のタイトルは「調和《ちようわ》とカオス（混沌）」です。

人間の生命は、受精後《じゆせいご》、通常《つうじよう》、九カ月あまりかかって、大きな可能性の幅《はば》をもって生まれてきます。ところが、成長していくにつれて、細胞内の〝調和〟状態《じようたい》に何らかの異変《いへん》が起こり、〝カオス〟の状態《じょうたい》になる。そこにガンが発生《はっせい》する可能性があると考えています。

池田　生命の本質への鋭《するど》い洞察《どうさつ》だと思います。

仏法でも、〝調和《ちょうわ》〟を生命の健全《けんぜん》な状態として重視《じゅうし》しています。生命がダイナミックな調和をかなでるとき、そこには生の創造《そうぞう》への輝《かがや》きがあります。

仏法では、ギリシャ、インド、中国などの古代《こだい》医学と同じように、身体は、「地《ち》・水《すい》・火《か》・風《ふう》」という四つの種類の要素《ようそ》＊(四大《しだい》)によって成立《せいりつ》していると説《と》きます。〝四大仮《け》和《わ》合《ごう》〟と言って、四大が、仮《かり》に和合し、調和のダイナミズムをかなでているときが、〝生〟であり、調和が乱《みだ》れると、さまざまな病気を引き起こします。調和、「和合」がまったく破壊《はかい》されてしまうと〝死〟を迎《むか》えると考えます。

西洋医学とは異《こと》なる体系《たいけい》からですが、〝調和〟と〝不調和〟という視点《してん》から、生命現象《げんしょう》をとらえている点では、共通しているように思います。

2　ガンの予防と治療《ちりょう》

原因の大半《たいはん》は食生活の偏《かたよ》りと喫煙《きつえん》

池田　多くのガンがもし早期に発見されれば、治癒率《ちゆりつ》はかなり上昇《じょうしょう》すると言われています。

そこでお聞きしたいのは、最近のガンに対する診断法《しんだんほう》の状況《じょうきょう》についてです。一般の人は、検査《けんさ》と聞いただけで躊躇《ちゅうちょ》しやすいものですが、その内容が明確に理解できるものであれば、検査に向かう心も軽くなると思われるからです。

シマー　早期発見・診断は疾病《しっぺい》予防のあり方のうち、二次予防にあたるものです。われわれは、一般的に、予防のあり方を一次予防と二次予防の二つに分けています。

一次予防のねらいは、疾病が起こる前に、その原因と要因《よういん》を減《へ》らすものです。ガンの場合で言えば、その原因につながるいくつかの要素《ようそ》が判明《はんめい》しているので、それに対してとれる手段《しゅだん》を見つけ、ガンの発病《はつびょう》を避《さ》けようとするのが第一次予防になります。

まず、この原因と要因《よういん》を減《へ》らす一次予防からお話しします。

ガンの原因となるいくつかの要素を重要なものから順に列挙《れっきょ》すると、発ガン性化学物質（このなかにはタバコも含《ふく》まれます）、工業用化学物質、紫外線《しがいせん》、そして、まれなケースとして放射性元素《ほうしゃせいげんそ》やX線、乳頭腫《にゅうとうしゅ》やヘルペス（疱疹《ほうしん》）、あるいはエイズ、エ*プスタイン・バー（EB）などの伝染性《でんせんせい》のウイルス、食生活、遺伝《いでん》――になります。

池田　日本でもいちばん指摘《してき》されるのがタバコとガンの関係性です。

シマー　今日、われわれは、タバコとガンないし心臓血管系《しんぞうけっかんけい》の病気との因果《いんが》関係について知識をもっています。先進国では、ほぼ全市民がその点をわきまえていると言えるでしょう。

しかし、その危険性《きけんせい》を知りながら、それでも平気《へいき》で喫煙《きつえん》する人たち、あるいは喫煙の習慣《しゅうかん》に誘引《ゆういん》されていく人たちに、どのように介入《かいにゅう》したらいいのかわかりません。そういう人たちのなかには青少年、とくに若い女性もいます。

開発途上国《とじょうこく》の住民などは、広報《こうほう》やライフスタイルについての記事などに疎遠《そえん》で、彼らがどのくらい喫煙《きつえん》のリスクについて知っているかは定《さだ》かではありません。

過剰《かじょう》な日光照射《にっこうしょうしゃ》による皮膚《ひふ》ガンについては、予防対策の観点《かんてん》から具体的な事例《じれい》記録が出ています。皮膚ガンは増加しており、なかにはかなり深刻《しんこく》な悪性《あくせい》の黒色腫《こくしょくしゅ》も見られます。また、さして深刻ではないガンが、比較的《ひかくてき》ひんぱんに発見されるケースもあります。この場合の一次予防は、明瞭《めいりょう》な証拠《しょうこ》を示す衛生《えいせい》教育で、内容もわかりやすいものにしています。

池田　イギリスのガンの疫学者《えきがくしゃ》であるドール博士らは、アメリカ人のガン死亡《しぼう》に対して各種の危険因子《きけんいんし》がどのように関係するかをリポートしていますが、それによると、食生活が三五パーセント、タバコが三〇パーセントとなっています。

発《はっ》ガン原因の大半《たいはん》を占《し》めるじつに六五パーセントが、「食生活」と「タバコ」に集中していることになります。こうしたことから、〝食事、喫煙などの生活習慣《しゅうかん》やライフスタイルを工夫《くふう》することでガンの制圧《せいあつ》は可能である〟と、日本の予防がん学研究所所長であった平山雄《ひらやまたけし》氏は述べています。

ガンを防《ふせ》ぐための十二カ条

池田　ガン予防の心得《こころえ》として日本でもっとも一般的なものに、国立がんセンターが制定した「がんを防ぐための十二カ条」があります。

〈がんを防ぐための十二カ条〉

1、バランスのとれた栄養《えいよう》をとる
2、毎日、変化のある食生活を
3、食べすぎをさけ、脂肪《しぼう》はひかえめに
4、お酒はほどほどに
5、タバコは吸《す》わないように
6、食べものから適量《てきりょう》のビタミンと繊維質《せんいしつ》のものを多くとる
7、塩辛《しおから》いものは少なめに、あまり熱《あつ》いものはさましてから
8、焦《こ》げた部分はさける

9、かびの生《は》えたものに注意
10、日光《にっこう》に当たりすぎない
11、適度《てきど》にスポーツをする
12、体を清潔《せいけつ》に

同様《どうよう》のリポートが、アメリカのガン協会からも『栄養《えいよう》とガン』と題して提出《ていしゅつ》されています。これはガンにならないための食生活を勧告《かんこく》したもので、たとえば、肥満《ひまん》を避《さ》ける、脂肪《しぼう》の総量《そうりょう》を減《へ》らす、繊維《せんい》の多い食品を多くとる等々、そのまま日本にも当てはまるものが多いようです。

シマー　すでに論じてきたように、もしかしたらガン生成《せいせい》の原因になるのではないかと思われるような有機物《ゆうきぶつ》を発見し、それに対抗《たいこう》する手段《しゅだん》をとるのが一次予防です。

日本の国立がんセンターが制定した「がんを防《ふせ》ぐための十二カ条」は、一次予防でとるべき重要な手段の要点をカバーしています。食生活と喫煙《きつえん》（喫煙者自身とその煙《けむり》を二次的に吸引《きゅういん》する人を含《ふく》めて）の影響《えいきょう》はなかんずく重要であるとのご指摘《してき》は、まことに当《とう》を得《え》ています。

食生活の改善《かいぜん》がガンの予防に一役買《ひとやくか》っていることを明かす疫学《えきがく》の研究が最初に出たのは一九六〇年代で、以来、この種の研究は急速《きゅうそく》に進んでいます。今日、食生活が乳《にゅう》ガン、食道《しょくどう》ガン、子宮《しきゅう》ガン、前立腺《ぜんりつせん》ガン、そのほか喉頭《こうとう》ガンや咽頭《いんとう》ガンなどの形態《けいたい》のガンにあたえる影響《えいきょう》について、多数の事例《じれい》を引用した研究成果《せいか》が発表されています。しかし、それらのあるものを子細《しさい》に見てみると、ガンになる、あるいはならない食生活のあり方について、必《かなら》ずしも結論の裏《うら》づけが一致《いっち》せず、意見も大きく分かれているのが実情《じつじょう》です。

食品添加物《てんかぶつ》についても数多《かずおお》くの研究があります。香《かお》りや色、見かけをよくするための添加物は、意図的《いとてき》に混入《こんにゅう》するか付随的《ふずいてき》に入るかは別として、二千五百種類くらいあると言われています。このように膨大《ぼうだい》な数になると、研究分野は拡大《かくだい》する一方です。ある物質の無害《むがい》を証明《しょうめい》するためには、長い年月にわたる研究が必要です。

一般の人たちは、新聞、ラジオ、テレビといった媒体《ばいたい》を通じて、あるいは消費者《しょうひしゃ》グループの商品品質保証《ひんしつほしょう》要求運動を通じて、問題の所在《しょざい》を知らされていますから、食品に有毒《ゆうどく》物質混入の可能性、一部の食品添加物に発《はっ》ガン物質混入の可能性があることは一般的知識となっています。しかし、発《はっ》ガン物質そのものについては、あまり知られていません。というのも、市場《しじょう》にはつねに新しい物質が出回《でまわ》り、それらを一つ一つ取り上げて実験するのには時間と費用《ひよう》がかかるからです。

池田　たしかにそうでしょうね。

シマー　脂肪分《しぼうぶん》の多い食生活は肥満《ひまん》、動脈硬化《どうみゃくこうか》、心筋梗塞《しんきんこうそく》、消化管《しょうかかん》のガンをまねく可能性があります。栄養士《えいようし》の勧《すす》めにしたがうのがよいでしょう。自然食を用《もち》いてつくった料理で、あまりしつこいソースを使わず、脂肪分の少ない食事をとるようにするのは良いことです。栄養士は、毎日の食物摂取《せっしゅ》で脂肪を三〇パーセント以下におさえること、脂肪の多いものを食べないようにする習慣《しゅうかん》をつけることを勧告《かんこく》しています。しかし、西欧《せいおう》諸国での食事では、摂取するカロリーの四〇パーセント以上が脂肪となっています。

最近、直《ちょく》・結腸《けっちょう》ガンに対する防御《ぼうぎょ》としてセルロース繊維《せんい》が入った食事をとることの重要性を、*バーキットが指摘《してき》して関心を集めました。また、生野菜《なまやさい》と果物《くだもの》の摂取量をふやすのがいいと一般に言われています。しかし、断定的《だんていてき》な結論はまだ出ていません。

死の恐怖《きょうふ》に打ち勝つ強い生命力を

池田　次に、早期発見に関連することですが、日本のガン検診《けんしん》の体制は世界一だと言われています。とくに、集団検診による胃《い》ガンと子宮ガンの早期発見は、着実《ちゃくじつ》な成果《せいか》を見せています。

少々具体的になりますが、「日本対ガン協会」が制定した「がんの危険信号《きけんしんごう》八カ条」をあげてみます。

〈がんの危険信号八カ条〉

1、胃――胃の具合《ぐあい》がわるく、食欲《しょくよく》がなく、好《この》みが変わったりしないか
2、子宮――おりものや、不正出血《ふせいしゅっけつ》がないか
3、乳房――乳房の中にシコリはないか
4、食道《しょくどう》――飲《の》み込《こ》むときに、つかえることはないか
5、大腸《だいちょう》――便《べん》に血《ち》や粘液《ねんえき》が混《ま》じったりしないか

6、肺《はい》――咳《せき》が続いたり、痰《たん》に血《ち》が混《ま》じったりしないか
喉頭《こうとう》――声がかすれたりしないか
7、舌《した》、皮膚《ひふ》――治《なお》りにくい潰瘍《かいよう》はないか
8、腎臓《じんぞう》、膀胱《ぼうこう》、前立腺《ぜんりつせん》――尿《にょう》の出がわるかったり、血が混じったりしないか

シマー　早期の発見と診断《しんだん》（二次予防）の手引《てびき》としては、その八カ条は的《まと》を射《い》たものだと思います。

カナダのガン協会も、同じことを勧《すす》めています。両協会が同じ発想《はっそう》に立っていることは、多種多様《たしゅたよう》なガンによる疾病率《しっぺいりつ》、死亡率《しぼうりつ》の低下《ていか》を考えるうえで、早期の発見が効果的《こうかてき》な方法であることを示しています。

私は、このようなガン予防対策のための活動をさらに拡大《かくだい》する必要があると思います。理屈《りくつ》から言っても、ガンにかかってから、かなり肉体に無理《むり》を強《し》いるような、それでいて高価な治療《ちりょう》を受けざるをえなくなるよりは、それ以前にとれる予防対策を講《こう》じるほうがいいにきまっています。

池田　患者《かんじゃ》が手遅《ており》れになる理由について、日本の臨床医《りんしょうい》である河野博臣《かわのひろおみ》博士は次

のようなデータを発表しています。

〈患者《かんじや》が手遅《ておく》れになる理由〉

・ガンに対する症状《しようじよう》らしいものを自覚《じかく》しても、自分で決断《けつだん》して診断《しんだん》を受けられなかった（70パーセント）

・家族との話しあいが少なく、手遅れに輪《わ》をかけた（50パーセント）

・仕事が忙《いそが》しく、病院へいく時間がなかった（0パーセント）

これは、主《しゆ》として胃《い》ガンの末期《まつき》患者五十人についての調査《ちようさ》ですが、ここで注意を要《よう》することは、これらの患者が手の離《はな》せない仕事をかかえていたというよりも——仕事が一段落《いちだんらく》するまで待《ま》つということもあるとは思いますが——むしろ自分の健康を過信《かしん》したりして、身体の中で生《しよう》じている異常《いじよう》から目を背《そむ》けていたということです。

それに加《くわ》えて、日ごろから家族とのコミュニケーションが悪いために、おたがいの健康状態《じようたい》に無関心で、身体の少しの異常を見過《みす》ごしてしまったということです。

心理学で「失感情症《しつかんじようしよう》」あるいは「失体感症《しつたいかんしよう》」という言葉がありますが、これは、ガンに対する無意識的《むいしきてき》な死の恐怖《きようふ》から、心や身体の異常《いじよう》を感じる能力《のうりよく》をみずから低《てい》下《か》させてしまうということに通じます。

そこで、「早期発見・早期治療《ちりよう》」のためには、一人一人がガンは必《かなら》ずしも不治《ふじ》の病《やまい》ではないことをよく認識《にんしき》し、理由のない死の恐怖に打ち勝つ強い生命力を養《やしな》うとともに、日常の生活のなかでの、自分の身体に対する注意深い洞察力《どうさつりよく》と決断力《けつだんりよく》をもつことが必要になると思われます。

また、家族がおたがいに心から気遣《きづか》いあう、愛情と信頼感《しんらいかん》にあふれた温《あたた》かな絆《きずな》を強めていくことが要請《ようせい》されると思うのですが。

シマー　おっしゃるとおりです。ガンとその心理学的な要因《よういん》との関連性は重要です。

これはガン患者《かんじや》だけの問題でなく、健康な人についても言えます。ガンと言えば、だれもがすぐに、死、不治、孤独感《こどくかん》や無力感《むりよくかん》にさいなまれる状態《じようたい》や自暴自棄《じぼうじき》にならざるをえない状態を想起《そうき》します。人類の歴史を振《ふ》り返《かえ》ってみれば、克服《こくふく》不可能とも思えるさまざまな病気が人類を脅《おびや》かしてきました。ハンセン病《びよう》、疫病《えきびよう》、結核《けつかく》などもそうです。

こういう病気は、当時の科学者にとってはその原因もわからず、ましてや被害《ひがい》をくい止《と》める方法など、まったく不明《ふめい》だったのです。また、ガンにつけられる形容詞《けいようし》の「悪性《あくせい》」という言葉には、地獄《じごく》のような激《はげ》しい苦痛《くつう》というような響《ひび》きがあります。

「ガン」はまた、邪悪《じゃあく》を臭《にお》わせる隠喩《いんゆ》として、経済や政治用語のなかにも侵入《しんにゅう》して、たとえば「失業《しつぎょう》は社会の〝ガン〟である」、あるいは、「テロリズムは民主主義の〝ガン〟である」というようにも広く使われるようになっています。

化学療法《りょうほう》や放射線《ほうしゃせん》療法

池田　昔、結核《けつかく》は、不治《ふじ》の病《やまい》と言われましたが、現在は、ほとんど治《なお》すことができるようになりました。ガンも、完治《かんち》する〝特効薬《とっこうやく》〟ができないものでしょうか。

シマー　長い間、ガンは「不治の病である」と考えられてきました。どのような病気でも、原因がわからないままでいると、やがて不可思議《ふかしぎ》に思えてきて、それが心にも、身体にも、伝染的《でんせんてき》に波及《はきゅう》するのではないかという恐怖心《きょうふしん》を生むようになります。いくつかの国では、ガン患者《かんじゃ》は入院を許《ゆる》されないという事態《じたい》さえ報告されています。

ウイルスによる感染症《かんせんしょう》ならば、その原因となるウイルスを研究すれば、薬《くすり》を開発することができます。しかし、ガンの場合は、原因がよくわかっていないこともあり、何に対する薬をつくればいいのかが、わかっていません。残念《ざんねん》ながら、〝特効《とっこう》薬《やく》〟や完全な治療法《ちりょうほう》の開発はむずかしいのが現状《げんじょう》です。

ただし、前にもふれましたが、小児《しょうに》ガンなどでは、化学療法が大きな効果《こうか》をあげるようになっています。子どもの白血病《はっけつびょう》では、九〇～九五パーセントが治癒《ちゆ》するようになってきました。

池田　明るいニュースです。

シマー　化学療法の歴史は新しく、第二次世界大戦中に毒《どく》ガスの薬物学的特性《やくぶつがくてきとくせい》についての研究が行《おこな》われたのがその始まりです。また、一九四〇年代の初めに、ハギンズ＊というカナダ出身の外科《げか》医学者が前立腺《ぜんりつせん》ガンの治療にエストロゲン（卵胞《らんぽう》ホルモン）の使用を提唱《ていしょう》したことも記しておく必要があります。ハギンズはこの発見によってノーベル賞を受賞しています。

池田　博士は、具体的にどのような研究をされているのか、専門家でない人にもわかるように（笑い）、具体的におうかがいしたいのですが。

シマー　それは比較的簡単《ひかくてきかんたん》です。（笑い）

ガン細胞《さいぼう》に対して＊抗《こう》ガン剤《ざい》をいかに作用《さよう》させるか、そして、ウイルスがどのように動物や人間の体内《たいない》においてガンを発生《はっせい》させるかを研究しています。

池田　抗ガン剤を投与《とうよ》すると、ガン細胞だけでなく、正常《せいじょう》な細胞をも破壊《はかい》するため、副作用に悩《なや》まされるという話をよく聞きますが、博士の研究は、その欠点《けってん》を克《こく》服《ふく》するためのものですね。

シマー　そうです。ガン細胞だけを探《さが》して見つける〝＊モノクローナル抗体《こうたい》〟という物質があります。これに、抗ガン剤をくっつけますと、ガン細胞だけに薬《くすり》が作用することになります。正常な細胞に影響《えいきょう》することはありません。

現在、残《のこ》されている課題《かだい》は、使用する薬をもっとよく効《き》くものにすること。ベクター（運《はこ》び屋《や》）、ここでは、先ほどのモノクローナル抗体ですが、それをさらに正確《せいかく》にガン細胞のみに当たるようにすることです。これが進めば、この治療法《ちりようほう》は、はかりしれない可能性を秘《ひ》めています。

池田　＊放射線療法《ほうしゃせんりょうほう》もずいぶん進歩していますね。＊コバルト照射《しょうしゃ》などの放射線療法の効果《こうか》はどうでしょうか。

シマー　放射線を使う療法が、ある種のガンに効果があることはわかっています。しかし、ガン細胞《さいぼう》の一部を縮小《しゅくしょう》させることはできますが、まだ全部を完全に取り除《のぞ》くことはできません。

ガンの治療においては、手術《しゅじゅつ》だけでなく、放射線と抗《こう》ガン剤《ざい》の使用も、場合によっては必要です。

それによって延命率《えんめいりつ》が向上《こうじょう》しています。とくに患者《かんじゃ》が三十歳以上の場合、病状《びょうじょう》の完全な鎮静化《ちんせいか》が見られるケースも出てきました。

このように、いくつかの治療法《ちりょうほう》を併用《へいよう》することで病状がかなり鎮静化することがありますが、治療法が高度の技術と知識を必要とすること、使用する高価な薬品《やくひん》が手元《てもと》に用意できるかどうか、などの点を考慮《こうりょ》すると、世界的規模《きぼ》でこの新しい治療法が効果的に採用《さいよう》される可能性があるかどうかを予測するのは容易《ようい》なことではありません。

免疫力《めんえきりょく》に影響《えいきょう》をあたえる精神の状態《じょうたい》

池田　ガンを抑制《よくせい》する方法として、「免疫」*療法《りょうほう》も研究されているようです。人間の身体には適切《てきせつ》な防衛反応《ぼうえいはんのう》がそなわっている、ということは周知《しゅうち》の事実です。その防衛反応の主役《しゅやく》は免疫系《けい》であると考えられます。この免疫系の白血球《はっけっきゅう》やリンパ*球《きゅう》は具体的にどのように働《はたら》くのでしょうか。

博士におうかがいしたいのですが、ガンに関して、

シマー　人間を含《ふく》めてすべての脊椎《せきつい》動物は、さまざまな病気の発生源《はっせいげん》となる微生《びせい》物《ぶつ》等から自身を守る免疫防衛反応をそなえています。この防衛反応のおかげで、いろいろな伝染病《でんせんびょう》が治癒《ちゆ》されるのです。この防衛反応は医学上の重要なテーマになっており、医師や研究者たちは、人間にとってガンが避《さ》けられないものならば、免疫反応を利用してガンから身《み》を守れないか、と考えるようになったのです。

免疫反応のシステムは、本質的には、人体《じんたい》にくまなく散在《さんざい》しているリンパ組織中に見いだされる二つのタイプの細胞《さいぼう》に関係しています。

第一のタイプはプラズマ細胞《さいぼう》で、これは抗体《こうたい》をつくり出します。抗体は血液中《けつえきちゅう》に存在する一群《いちぐん》のタンパク質で、抗体には数千種類にもおよぶ異《こと》なるタイプがありますが、その一つ一つがアンチゲン（抗原《こうげん》）に自分から結《むす》びついていく機能《きのう》をそなえています。そしてアンチゲンは、抗体の産出《さんしゅつ》をうながします。

第二のタイプの細胞はリンパ球《きゅう》で、これは胸腺《きょうせん》に依存《いそん》していて、免疫防衛反応《めんえきぼうえいはんのう》が間違《まちが》いなく機能するように働《はたら》きかけます。リンパ球は血液中を循環《じゅんかん》して、アンチゲンの存在を見つけるパトロールの役割を務《つと》めます。見つけると、その情報を免疫反応システムの記憶装置《きおくそうち》の中に保存《ほぞん》しておき、再度アンチゲンが出現《しゅつげん》するとそれを認識《にんしき》し、反応します。一度アンチゲンを発見したリンパ球は、その情報を他の細胞にも伝えることができます。それで、必要な事態《じたい》が生《しょう》じれば、大がかりな免疫反応を誘導《ゆうどう》することができるのです。

池田　リンパ球の活動などを活発《かっぱつ》にできれば、ガンの増殖《ぞうしょく》を制御《せいぎょ》することができると思われますか。

シマー　免疫システムによって、ガン細胞も除《のぞ》くことができるとすれば、その活《かっ》性化《せいか》こそがガン化を防《ふせ》ぐカギになります。逆《ぎゃく》に言えば、免疫システムが働かなくなると、ガン化《か》やガンの進行《しんこう》が促進《そくしん》されると言えるかもしれません。

池田　この方面の研究は、どのくらい進んでいるのですか。

シマー　今のところ、あまり研究は進んでおらず、具体的にどうすればもっともよいかというのはわかりません。

ただ、免疫力《めんえきりょく》をつけていくことは大事です。エイズは、免疫システムが破壊《はかい》される病気ですが、エイズにかかると、他の感染症《かんせんしょう》とともにガンも発生《はっせい》しやすくなります。このことから考えても、免疫力の強化《きょうか》がガンの発生を抑《おさ》えることはたしかでしょう。

池田　現在、免疫学の研究がもっとも進んでいる国はどこでしょうか。

シマー　おそらくアメリカでしょうが、どこでその突破口《とっぱこう》を開く研究が行《おこな》われるかはだれにも予測できません。

池田　免疫力を強化させることについて、心身《しんしん》医学からのリポートもありますね。たとえば、喜び、感謝、希望、満足感《まんぞくかん》などは、リンパ球《きゅう》の活動を活発化《かっぱつか》させる。反対に、苦《くる》しみ、怒《いか》り、恨《うら》み、悲《かな》しみの感情は、リンパ球の活動を低下《ていか》させると。

このことと関連しますが、以前、デービッド・スピーゲル博士が「ガンの精神療《りょう》法《ほう》には延命効果《えんめいこうか》があるか」について研究した論文を興味深《きょうみぶか》く読みました。そこでは、乳《にゅう》ガンの手術《しゅじゅつ》を受けた患者《かんじゃ》を、それぞれ数十人の二つのグループに分け、一方のグループには精神療法《りょうほう》を行《おこな》い、他のグループには行いませんでした。その結果は、精神療法を受けたグループの患者たちは、精神状態《じょうたい》も安定《あんてい》しており、死亡《しぼう》までの期間や生存率《せいぞんりつ》において、他のグループに比《くら》べて約二倍の差《さ》があったとされております。すなわち、精神療法による延命効果が認《みと》められたと報告されたわけです。

そのメカニズムに関する研究は、これからの課題《かだい》でしょうが、精神状態が免疫系《めんえきけい》に影響《えいきょう》をあたえうると考えられるのではないでしょうか。

仏法には、「色心不二《しきしんふに》」という法理《ほうり》があります。「色法《しきほう》」とは身体を、「心法《しんぽう》」とは心の働《はたら》きをさします。「不二」とは、〝而二《にに》不二〟のことです。「而二」とは、身体と心の働きは相互《そうご》に密接《みっせつ》に関連しあっているということです。しかも、生命の次《じ》元《げん》においては、「不二」すなわち一体《いったい》であるという法理です。

身体と心が、たがいに影響しあうとすると、喜びや希望が、身体の働きを活性化《かっせいか》し、ひいては免疫力も強めていく、反対に絶望《ぜつぼう》におちいると、免疫力も弱《よわ》まってしまうということになります。

シマー　心身《しんしん》医学の実験を、研究室内で行《おこな》って、人間の感情と病気の相関《そうかん》関係を特定《とくてい》することは非常にむずかしいものです。

しかし、たとえば、心臓血管疾患《しんぞうけっかんしっかん》でも、苦《くる》しみとか喜びとかの感情が病気に関係していることがわかっています。

ガンでも「ストレス・ガン」（ストレスによって引き起こされるガン）ということも言われています。このような学説《がくせつ》にも幅広《はばひろ》く目を向ける必要があると思います。

ガンと心の関係

池田　私の恩師《おんし》である戸田先生は、よく「人間の身体は、それ自体が一大〝製薬《せいやく》工場《こうじょう》〟である」と言っていました。*内分泌腺《ないぶんぴつせん》からは各種のホルモンが分泌されており、脳《のう》の中の「*エンドルフィン」は身体にもともとそなわった〝鎮痛薬《ちんつうやく》〟というべきものです。また病原菌《びょうげんきん》と闘《たたか》う白血球《はっけっきゅう》や、体内《たいない》で営《いとな》まれている化学反応《はんのう》に働《はたら》く酵素《こうそ》をつくりだすなど、人体《じんたい》はまさに〝製薬工場〟という側面《そくめん》があるのではないでしょうか。

シマー　〝製薬工場《せいやくこうじょう》〟とは、たいへんユニークな考え方だと思います。たしかに、脳《のう》は「エンドルフィン」と言われる〝内《うち》なるモルヒネ〟を分泌《ぶんぴつ》することが知られています。この「エンドルフィン」は、東洋の「鍼《はり》」によって、分泌が促進《そくしん》されると言われています。

ジョギングをしていると、途中《とちゅう》で疲《つか》れを感じなくなるときがありますが、これは「エンドルフィン」の分泌の効果《こうか》によると考えられています。

ほかにも、怒《いか》りの感情が「アドレナリン」＊という物質の分泌をうながし、血圧《けつあつ》の上昇《じょうしょう》や気管支《きかんし》の拡張《かくちょう》を起こすなどの例があります。

池田　心身《しんしん》医学においては、希望や生きがいを失《うしな》って、うつ状態《じょうたい》にある人、また、怒りや不安を抑圧《よくあつ》して自分をさいなむ傾向《けいこう》の人は、ガンに弱《よわ》い。反対に、新鮮《しんせん》な生きがいを発見し、目標《もくひょう》に向かって生きぬく強い意志《いし》の人は、ガンに強く、闘《たたか》う力《ちから》があるという見解《けんかい》もあります。この点はいかがですか。

シマー　ガンの生成《せいせい》についての心理学的な視点《してん》からの考察《こうさつ》は、重要で興味《きょうみ》ある問題です。診断《しんだん》のときに、病状《びょうじょう》の深刻《しんこく》さを案《あん》じる患者《かんじゃ》は不安に襲《おそ》われ、人によってさまざまな反応《はんのう》を示します。足や胸の切断《せつだん》による身体形状《けいじょう》の変化の可能性とそのイメージ、身体に残《のこ》る手術《しゅじゅつ》の痕跡《こんせき》、そして、以後の自分の人生がガラッと変わってしまうのではないかという不安、医療《いりょう》ではどうしようもない絶《た》えまない苦痛《くつう》との戦い――そういう精神的な圧迫《あっぱく》は増《ま》す一方でしょう。病状《びょうじょう》によっては自分の仕事を一時休止《きゅうし》しなければならない場合もあるでしょうし、リハビリ後でも復帰《ふっき》できない活動があれこれ出てくることもあります。あげくに社会生活に積極的《せっきょくてき》でなくなり、抑《よく》うつされた心理状態《じょうたい》で余生《よせい》を過ごすことにもなりかねません。

池田　たとえば、先の河野博臣《かわのひろおみ》博士により、次のような報告がされています。

1、ガンになりやすい人は、不幸な幼児《ようじ》体験をもっている。

2、発病前《はつびょうまえ》のストレスとしては、重要な人間関係の喪失《そうしつ》（妻や夫、あるいは子どもの死）があげられ、そのショックからうつ状態となり、人生の希望や生きがいを失《うしな》う。

3、ガン患者《かんじゃ》は一般的に、表面では社会に適応《てきおう》しているように見えても、内心《ないしん》はまったく適応しておらず、自分を抑制《よくせい》し続けている。

4、緊張《きんちょう》、不安、怒《いか》りなどの感情を表現《ひょうげん》する能力《のうりょく》に欠《か》け、その分、自分自身をさいなむ内向的《ないこうてき》な傾向《けいこう》が強い。

また、生きがいの喪失《そうしつ》、抑《よく》うつ状態《じょうたい》などが長く続くと、ガン細胞《さいぼう》の増殖《ぞうしょく》、進行《しんこう》を速《はや》め、予後《よご》をいっそう悪くする。逆《ぎゃく》に、新たな生きがいを発見し、目標《もくひょう》に向かって前向きに生きぬいていこうとする強靭《きょうじん》な意志《いし》は、ガン細胞を退縮《たいしゅく》させる、というリポートもあります。

このようなガンと心の関係については、病理学的《びょうりがくてき》、統計学的《とうけいがくてき》にも世界で研究が進められているようです。

シマーガンになりやすい人がいるということ、あるいは精神的なストレスや抑圧《よくあつ》がガンにつながるということなどは、ガン究明《きゅうめい》の手がかりの一つです。

このテーマは、古くから議論されており、すでに二世紀には、「抑うつ」の女性に乳《にゅう》ガンが多いことをガレノス*が確認《かくにん》しています。

しかし、それ以来、この方面の研究があまり進んでいないことも申し上げなければなりません。精神的な状態とガンの間に確定的《かくていてき》な関係があることを、具体的に立《りっ》証《しょう》するのは容易《ようい》ではありません。

そうは言っても、いずれの場合であれ、ガンにともなう余病《よびょう》の発生《はっせい》を防《ふせ》ぐために、ガンの専門医に診《み》てもらう一方、精神科医にも相談する必要があります。医師や看《かん》護師《ごし》は、ガンのこの次元《じげん》の問題について、細心《さいしん》の注意を払《はら》うようになってきてはいますが、まだ十分に対応できているとは言えません。しかし彼らは、積極的《せっきょくてき》に学んで訓練《くんれん》を受け、患者《かんじゃ》の精神的なニーズを明確に知り、精神面での治療《ちりょう》にも尽《つ》くしたいと熱望《ねつぼう》しています。

人体《じんたい》は「悪《あく》」に対抗《たいこう》するものをつくる

池田　ガン患者には、幼児期《ようじき》に両親や愛する人を失《うしな》うという孤独《こどく》の苦悩《くのう》を経験しているごとが多く（約三分の一）、それが精神的ストレスとなってガン発生の一つの引《ひ》き金《がね》になっていることは、先ほどの河野《かわの》博士の報告からもほぼわかります。また、ストレスのなかでも、愛すべき対象《たいしょう》の喪失《そうしつ》はもっとも影響《えいきょう》が大きいとも言われております。

しかし、たとえ幼児期《ようじき》に両親を失《うしな》ったとしても、人生の途上《とじょう》で「永遠《えいえん》なる父性《ふせい》、母性《ぼせい》」にめぐりあえば、そうした精神的ストレスから解放《かいほう》され、ガン細胞《さいぼう》と闘《たたか》う力《ちから》を増幅《ぞうふく》することができるものと思われます。この「永遠なるもの」、そこに内包《ないほう》された父性、母性との出あいこそ哲学《てつがく》であり、さらには宗教の使命だと思うのです。ゆえに、たとえば、宗教との出あいによって、その生き方の「実存的転換《じつぞんてきてんかん》」が可能になり、そこからガンと闘う生命力が引き出されるのではないかと思われます。私は、このようなところに、ガンとの闘いにおける哲学や宗教の使命を見いだしているのですが。

シマー　何人かのガン患者《かんじゃ》を対象《たいしょう》にして、性格上《せいかくじょう》の問題があるかどうかを観察《かんさつ》するとしても、ガンのような肉体的な病気が精神面にどのような影響《えいきょう》をおよぼすかの推定《すいてい》や、あるいは逆《ぎゃく》に、ガンになる前に当人《とうにん》の性格を分析《ぶんせき》しておくということは、われわれにはできません。

患者の個人的履歴《りれき》を見ると、病気の最初の徴候《ちょうこう》が出る前に何かストレスのたまる出来事があったことを知ることができる場合があります。しかし、ガン患者に対して、それがガンになった原因ですよ、と言うことは、私個人としては、避《さ》けたい。

深刻《しんこく》な病気を経験したり、何度もストレスを味《あじ》わっている人でも、ガンにならない人がいます。また、ストレスと一口《ひとくち》に言っても、それがどの程度《ていど》のストレスかについては、きわめて主観的《しゅかんてき》な要素《ようそ》が介在《かいざい》します。

池田　おっしゃることは、よくわかります。同じストレスを受けても、それをどう克服《こくふく》するかによって生体《せいたい》の反応《はんのう》は変わってきます。ストレスの対処法《たいしょほう》については、後ほど取り上げたいと思います。

ストレスに敗《やぶ》れてしまうか、かえって生命強化《きょうか》の力《ちから》としていくか。後者の場合に「実存的転換《じつぞんてきてんかん》」が起きるのだと思いますが――。

シマー　この分野が研究に値《あたい》することを否定《ひてい》するものではありませんが、あまりにも多種多様《たしゅたよう》の解釈《かいしゃく》が可能であり、実験モデルと証拠《しょうこ》の不足もあって、われわれが確定的《かくていてき》な判定《はんてい》を下《くだ》せるようになるまでには、まだ遠い道程《どうてい》をたどらなければならないと思われます。

池田　アメリカの良心《りょうしん》とも言われたノーマン・カズンズ氏*とかつて対談した折《おり》に、氏は「人間に備《そな》わる『治癒系《ちゆけい》』と、人の精神が抱《いだ》き得る『確信系《かくしんけい》』が共同して働《はたら》き、病気の治癒に働く」との見解《けんかい》を述べておられました。

私たちの生命には、病気を克服《こくふく》する力《ちから》が本来的にそなわっているのではないか、と思うのですが。

シマー　率直《そっちょく》に言って、私も、人体《じんたい》はつねに内《うち》なる「悪」に対抗《たいこう》する、新しい何かをつくりだすと思っています。

池田　長年、ガン研究にたずさわってこられた博士の言葉だけに重みがあります。多くの人々に「希望」と「勇気」をあたえる一言《ひとこと》です。

3 ガン告知《こくち》——医師と患者《かんじゃ》の絆《きずな》

人間としての尊厳性《そんげんせい》とガン告知

池田　次に、患者がガンであることがわかった場合、医師が治療《ちりょう》にあたるさいの重要なテーマとして、ガン告知の問題があると思います。

最近、日本においても専門家グループからガン告知に前向きの意見が提出《ていしゅつ》され、告知の時代へと向かっているようです。

ガンによって生《しょう》じる苦《くる》しみについて分析《ぶんせき》してみますと、次のように異《こと》なったものが認《みと》められます。

一つは、身体的な痛《いた》みです。とくに進行《しんこう》ガンや末期《まつき》ガンともなると激痛《げきつう》が持続《じぞく》し、そのため人間としての尊厳性まで喪失《そうしつ》しかねません。

第二には家族や職場、地位、財産《ざいさん》などにかかわる社会生活や個人の生活の破綻《はたん》に関する不安や恐《おそ》れがあげられます。

第三には死そのものに対する不安、恐怖《きょうふ》であります。

仏法でも、人間の「苦」を三つに分析《ぶんせき》していますが、痛《いた》みそのものは「苦苦《くく》」（身体的苦痛《くつう》）にあたり、家族や社会生活の破綻《はたん》に対する苦《くる》しみは「壊苦《えく》」（精神的、社会的苦悩《くのう》）となります。また、死そのものへの恐れを「行苦《ぎょうく》」（実存的苦悩《じつぞんてきくのう》）と表現《ひょうげん》しています。ガン告知《こくち》の是非論《ぜひろん》やあり方の焦点《しょうてん》に、これらの苦の克服《こくふく》があると思われます。

ところで、日本においては、ガン告知はなされないことがまだ多いようです。

一方、欧米《おうべい》においては、ほとんどのケースで告知すると聞いております。「JAMA」（米国医師会誌）の調査《ちょうさ》において、すでに一九七〇年代に、米国では九八パーセントの医師が告知するとの結果がリポートされておりました。このあたりに、日本と西欧《せいおう》の人々の死生観《しせいかん》の違《ちが》いが反映《はんえい》しているとも思われます。

欧米で告知するケースが多い理由として、第一に、「インフォームド・コンセント（知らされた上での同意）」、すなわち患者《かんじゃ》の知る権利《けんり》や自己決定権による医療《いりょう》の選択《せんたく》など、患者自身の権利や人権《じんけん》を遵守《じゅんしゅ》することがあるようです。

第二に、「生命の質」に関する問題で、ただ延命《えんめい》するだけではなく、人間性を尊《そん》重《ちょう》したケアによって、残《のこ》された人生を最高に充実《じゅうじつ》させるために、告知《こくち》が必要なときもあるとの考えがあります。

一方、医療訴訟《いりょうそしょう》の多い米国などでは、法廷闘争《ほうていとうそう》のための証拠立証《しょうこりつしょう》のために告知することもあると聞いております。

日本では、ガンであることを知らせて、強いショックをあたえ、死期《しき》を早めるのではないか、それよりも、患者《かんじゃ》には知らせないままのほうが、安《やす》らかな死になるのではないかという配慮《はいりょ》があります。それでも、最近は、告知の方向へと向かっていますが……。

シマー　今のお話のなかに、すでに患者に対するガン告知について重要な点は網《もう》羅《ら》されているようです。また、ガン告知に関する議論にとって、仏法の視点《してん》は貴重《きちょう》であることを疑《うたが》いえません。

私の考えでは、患者は自分の健康状態《じょうたい》についてあらゆる情報を知る権利《けんり》があります。また、一般論として、「知らされた」患者のほうが、治療《ちりょう》をよく受け入れることが臨床《りんしょう》経験でわかっています。

もちろん、患者《かんじゃ》に自分の健康状態《じょうたい》を知りたくないと思う何らかの事情《じじょう》があって、自分のほうから質問するのをひかえることもあるでしょう。その場合は、その気持ちを尊重《そんちょう》すべきでしょう。それが一時的で、やがては変わることもしばしばですから。

しかし、個人的には、私がガン患者であったとしたら、知りたいと思います。

池田　博士は科学者として、冷静《れいせい》かつ客観的《きゃっかんてき》にご自分の状態を考察《こうさつ》しようとされています。実際、現代医療《いりょう》では、放射線《ほうしゃせん》をかけたり、抗《こう》ガン剤《ざい》の副作用《ふくさよう》が出てきたりすると、ガンであることを隠《かく》しきれないことも多いですね。

シマー　患者は、自分の健康状態について、周囲《しゅうい》の人々が思っている以上に知っているものです。

池田　ガン告知《こくち》のメリットについて考えますと、病気の真実《しんじつ》を知ることによって、治療《ちりょう》に協力することが可能になります。医師と患者の信頼《しんらい》関係も深まるのではないでしょうか。

また、残《のこ》された仕事やライフワークなどを完成させたり、家族や友人と人生の総《そう》仕上《しあ》げの時をもつこともできるでしょう。そして、もっとも重要なことは、自己自身が死に直面することによって、有限《ゆうげん》なる生《せい》を自覚《じかく》し、そこから「永遠《えいえん》なるもの」の洞察《どうさつ》へと向かいゆくことも可能だと思われます。

そこで、告知《こくち》のためには、次のことを考慮《こうりよ》すべきではないかと思うのです。

第一に、医療《いりよう》関係者や医師と患者《かんじや》の信頼《しんらい》関係が必要です。

第二に、医療チームのケアがととのっていること。

第三に、病気と闘《たたか》う希望をもたせること。

第四に、家族や友人の支《ささ》えがあること。

第五に、本人が血肉《ちにく》とする人生観、死生観《しせいかん》をもっていること、または真剣《しんけん》に求めていること。

一方、告知のデメリットについては、不用意《ふようい》に宣告《せんこく》すると、強い不安や抑《よく》うつをともない、場合によっては自殺《じさつ》するケースも見られることです。

また、患者自身が意欲《いよく》を消失《しようしつ》し、治療《ちりよう》の中止《ちゆうし》を余儀《よぎ》なくされ、衰弱《すいじやく》することもありえましょう。

さらに社会的活動を停止《ていし》せざるをえなくなることもあります。

「希望」こそ病苦《びょうく》に挑戦《ちょうせん》する原動力《げんどうりょく》

シマー　患者《かんじゃ》に〝情報を知る権利《けんり》〟があり、医師には〝知らせる義務《ぎむ》〟があるとすれば、病気の性質と、それがどのくらい深刻《しんこく》なのかを伝えるコミュニケーションのしかたが重要になります。たとえば、ただ患者に診断《しんだん》結果を告《つ》げるだけでなく、家族や親《した》しい人にも知らせることが大切です。

池田　現実的なきわめて重要なアドバイスです。ガン告知《こくち》の問題の焦点《しょうてん》には、人間の最終章《さいしゅうしょう》におそいかかる種々《しゅじゅ》の「苦《く》」、仏法でいう「死苦《しく》」を克服《こくふく》し、安穏《あんのん》なる境涯《きょうがい》を開拓《かいたく》できるかどうかにあります。メリットがデメリットを大きく上回《うわまわ》り、「苦」を除《のぞ》き「楽《らく》」に転《てん》ずることができるように努力《どりょく》すべきでしょう。

シマー　もう一つ忘《わす》れてはならないことは、患者にどのような情報を伝えるにせよ、患者の年齢や教育、文化的背景《はいけい》に合わせたコミュニケーションを大切にすることが基本です。患者ごとに病状《びょうじょう》や状況《じょうきょう》が違《ちが》うので、あくまでケースバイケースで判断《はんだん》することが基本です。

と。医学的専門用語の羅列《られつ》ではなく（笑い）、平易《へいい》な言葉で伝えることです。根拠《こんきょ》のない恐怖心《きょうふしん》をいだいていないか、誤解《ごかい》はないか、などを確《たし》かめるためにも、患者《かんじゃ》と家族にみずからが理解していることを言ってもらうのもいいでしょう。

池田　患者がよくわかるように話すことこそ、告知《こくち》の核心《かくしん》です。

仏典《ぶってん》では、好《この》ましい言葉のことを「愛語《あいご》」と言います。ここでの愛とは、利他《りた》博愛《はくあい》の慈愛《じあい》です。こんな問答《もんどう》があります。（「阿毘達磨集異門足論《あびだつましゅういもんそくろん》」大正二十六巻）

「何が愛語の態度《たいど》であろうか」として「愛語とは、相手が喜ぶ言葉、味《あじ》わいのある言葉、柔和《にゅうわ》な顔とやさしい目で話す言葉」であると。また、「ひんしゅくを買《か》わない言葉」というのもあります。

「愛語」でコミュニケーションをしてこそ、その内容が患者の心に素直《すなお》に入っていくのではないでしょうか。

シマー　そのとおりですね。もう一言《ひとこと》（笑い）、いいですか。

池田　どうぞ、どうぞ。

シマー　先ほど、会長が言われていましたが、医師と患者の間のコミュニケーションでは、あらゆる機会《きかい》をとらえて、患者に希望をもたせるように心がけるべきです。患者《かんじゃ》が医師と治療《ちりょう》の結果を信じ、苦《くる》しみを克服《こくふく》し、不安や苦痛《くつう》に耐《た》えていけるのは、ひとえに、この希望があるからです。

池田　至言《しげん》です。希望こそ、「病苦《びょうく》」をはじめとする人生のさまざまな苦難《くなん》に挑《ちょう》戦《せん》する原動力《げんどうりょく》です。

私が対談したアメリカ心理学会会長のセリグマン博士*も、「希望」こそ、苦しみを乗り越《こ》え、楽観《らっかん》主義に生きる「キーワード」だと語っていました。

また、実存《じつぞん》心理学のフランクル博士*は、『夜と霧』の中で、ナチスの強制収容所《きょうせいしゅうようじょ》で、自分が生き延《の》びたのは、身体が健康であったためではなく、ひたすら未来を信じ、希望をもち続けたからだと述べています。希望を捨《す》てた人は、早く内的《ないてき》に崩壊《ほうかい》し、死んでいったとも。希望は身体を強化《きょうか》し、寿命《じゅみょう》を延ばす力《ちから》があると述べています。

仏典《ぶってん》にも、「希望は身体を長養《ちょうよう》し、寿命を延ばす力がある」（「倶舎論《くしゃろん》」大正二十九巻）と述べられています。

シマー　まさにそのとおりです。

池田　ガンのことを知らせるにしても、また、種々《しゅじゅ》の検査《けんさ》や治療を行《おこな》うにしても、やはり、医師や看護師《かんごし》などの医療《いりょう》関係者と患者《かんじゃ》、家族との間の強い絆《きずな》が、ぜひ必要ですね。

〝人間的な絆〟の回復《かいふく》が急務《きゅうむ》

シマー　現代医療において、問題なのは、医師と患者の間に「侵入者《しんにゅうしゃ》」が入ってきたことです。それは、機械《きかい》や器具《きぐ》、ますますふえる検査《けんさ》です。現在、人々は病院へ行くと、医師の顔を見る前に、機械の顔を見る。（笑い）

池田　そうかもしれません。（笑い）

シマー　検査室で、血液《けつえき》検査やレントゲン、化学検査などを受けるのです。もちろん検査自体は、データが医師の診断《しんだん》のよりどころとなるのですから、重要です。しかし、検査だけでは、医師と患者を結《むす》ぶものを壊《こわ》してしまうのです。

池田　検査を受けることを考えて、病院から遠ざかる人も少なくないでしょうから。（笑い）

シマー　これらの「侵入者」は、間違《まちが》いなく、つい昨日までは、治療《ちりょう》不可能とされた患者《かんじや》を癒《いや》すことのできる〝技術の発達〟そのものでした。
しかし、それは同時に、患者と医師とをつなぐ特別な絆《きずな》を壊《こわ》すおそれもあります。その絆が不確《ふたし》かになってきている今、ますます、〝人間的要素《ようそ》〟が大切になってい るのです。

池田　これは、じつに重要なご指摘《してき》です。医学が発達すればするほど、〝より機《き》械的《かいてき》に〟なるのではなく、〝より人間的に〟なる努力《どりよく》が必要です。医学は、どこまでも〝人間のため〟なのですから……。

シマー　おっしゃるとおりです。

たしかに、医師にも苦労があることは事実です。「新技術の導入《どうにゆう》に対応する」といった社会的圧力《あつりよく》を受けながら生計《せいけい》をたてなければならない。

しかし、だからと言って、患者との間の強い信頼《しんらい》関係を築《きず》く努力を怠《おこた》ってもいいということにはなりません。機械や器具《きぐ》といった科学技術の〝侵入《しんにゆう》〟が、人間的な要素を排除《はいじよ》することになってはいけません。

その意味で、医学系《けい》の大学では、「医師と患者の関係をつちかう訓練《くんれん》」を強化《きようか》するためにカリキュラムを全面的に見直《みなお》さなければならないと思います。

池田　ヒポクラテスは、示唆《しさ》に富《と》んだ医師のあるべき姿《すがた》を示していますね。たとえば、「医師はある生き生きとした雰囲気《ふんいき》といったものを身《み》につける必要がある。しかつめらしい固さは、健康な人にも病人にも拒絶的《きょぜつてき》な感じを与《あた》えるからである」（「品位《ひんい》について」大槻マミ太郎訳、『ヒポクラテス全集２』所収、エンタプライズ）と。

たしかに、医師が冷《つめ》たい感じで、もったいぶった堅苦《かたくる》しい雰囲気だと、会っただけで、緊張《きんちょう》から調子《ちょうし》の悪くなる人もいるかもしれません。（笑い）

また、「椅子《いす》は、医師と患者《かんじゃ》の高さが同じになるよう、できるだけ高さを等《ひと》しくする」（「医師について」大槻マミ太郎訳、同全集所収）ようにとも指摘《してき》しています。苦悩《くのう》の人を見下《みくだ》してはいけない。平等《びょうどう》のまなざしをもつべきであるという意味ですね。

シマー　医師と患者のつながりを再構築《さいこうちく》する必要があります。これは医師の全体が痛感《つうかん》していることです。

池田　よく理解できます。〝人間的な絆《きずな》〟の回復《かいふく》こそ急務《きゅうむ》です。

釈尊《しゃくそん》も、ヒポクラテスと同じように、ヒューマニティーにあふれる医師の姿を要《よう》請《せい》しています。

たとえば、「いつの場合でも慈悲《じひ》の心をもって病人に接《せっ》し、いやしくも利財《りざい》をむさぼるごとき心をもってはならない」（「金光明最勝王経《こんこうみょうさいしょうおうきょう》」大正十六巻）と。
もう一点、仏法医学で興味深《きょうみぶか》いのは、患者《かんじゃ》にも「知恵《ちえ》」を要請《ようせい》していることです。「精進《しょうじん》して慧《え》ある」（「摩訶僧祇律《まかそうぎりつ》」大正二十二巻）ことが必要である、と。情報を努力《どりょく》して学び、みずから考え、知恵を発揮《はっき》すべきであるということです。

シマー　一般の人々に情報を与《あた》え啓蒙《けいもう》する努力について、深く考え続けるべきです。すべての国で、〝知識のある人〟と〝知識のない人〟、つまり、毎日のように発表される科学の発見を批判的《ひはんてき》に分析《ぶんせき》・評価《ひょうか》できる人と、そうしたことを理解したり評価する知識をまったくもちあわせていない人との間のギャップが拡大《かくだい》しています。

このため、人々は無知《むち》のゆえに医学の効用《こうよう》を無批判に受け入れるように追《お》い込《こ》まれてしまう。あるいは、ある治療《ちりょう》がみずからの健康に対して利益になるにもかかわらず、それを与《あた》えられない場合も出てきます。その結果、多くの人々が不徳《ふとく》なにせ医師の犠牲《ぎせい》になってしまうのです。

池田　貪欲《どんよく》な〝にせもの〟の犠牲になってはなりません。知識を吸収《きゅうしゅう》し、だまされない知恵が必要です。

シマー　多くの人々が、科学と社会の問題に関して議論できる能力《のうりょく》をもつことが、人間であり続けるために必要な要素《ようそ》です。

池田　たしかに現代は、人間らしさが失《うしな》われつつある時代です。現代には、〝奪《うば》う手〟があまりにも多い。しかし、このような時代こそ、他者のために尽《つ》くす〝与《あた》える手〟の美しさが輝《かがや》くのではないでしょうか。

この対談を通して、〝与える手〟――人生と健康についての情報を学びとって、医療《いりょう》を議論する能力をつちかっていきたい。そこにこそ、みずからの健康を築《きず》く「カギ」があると思うからです。

4　エイズ――その脅威《きょうい》と対処《たいしょ》

エイズの発生《はっせい》と起源《きげん》

池田　次に、シマー博士のほうから提案《ていあん》がありました「エイズ」を取り上げたいと思います。「エイズ」は、二十世紀から二十一世紀へ、人類を脅《おびや》かす〝敵《てき》〟となりましたね。

シマー　そのとおりです。二十一世紀にかけての最大の病気です。「エイズ」（AIDS）とは、後天性免疫不全症候群《こうてんせいめんえきふぜんしょうこうぐん》の英語（Acquired Immunodeficiency Syndrome）の頭文字《かしらもじ》をとった名前です。

池田　最初にエイズが報告されたのは、いつでしょうか。

シマー　エイズという人類にとって未知《みち》の流行病《りゅうこうびょう》が表面化したのは、一九八〇年代のアメリカでした。

一九八一年の冬、カリフォルニアとニューヨークの医師たちは、原虫生体《げんちゆうせいたい》によるカリニ肺炎《はいえん》、また、カポジ肉腫《にくしゆ》という希有《けう》の皮膚《ひふ》ガンが発生《はつせい》したことに驚《おどろ》きました。まれに見る病気だったからです。不思議《ふしぎ》なことに、患者《かんじや》は全員三十歳前後の男性で、それまではみな人一倍健康でした。彼らに見いだせる一つの共通点は、全員が同性愛者《どうせいあいしや》であったということです。もう一つ、免疫系《めんえきけい》の不全《ふぜん》が全患者に共通の症状《しようじよう》として見られました。

このような疾患《しつかん》は、遺伝子《いでんし》の病気、臓器《ぞうき》移植《いしよく》、また化学療法《りようほう》などにともなって免疫力が抑制《よくせい》された結果、発生するものです。

このことが判明《はんめい》してから、その年、アトランタにある疾病管理《しつぺいかんり》センターがそのリポートを出版していますが、それが最初の警告《けいこく》でありました。

その後、三カ月の間に、似《に》たような疾患が約百件、報告されました。そのほとんどがニューヨークとサンフランシスコで発生しています。患者はいずれも比較的《ひかくてき》若い人たちで、ほとんどが同性愛者ですが、原因は口腔真菌症《こうくうしんきんしよう》や食道《しよくどう》の真菌感染《かんせん》などのいわゆる〝日和見《ひよりみ》感染〟であったり、ときには免疫防衛系欠落《ぼうえいけいけつらく》の結果生《しよう》じた悪性《あくせい》の潰瘍性《かいようせい》ヘルペスであったことも判明しました。

結論は明確でした。まったく未知《みち》の病《やまい》が現《あらわ》れたということです。これがエイズという名称《めいしょう》で知られるようになったのです。

池田　当初、感染者《かんせんしゃ》が同性愛者《どうせいあいしゃ》だけであったため、同性愛者に見られる「奇病《きびょう》」と考えられたようですね。

エイズに対する偏見《へんけん》、差別《さべつ》については後ほど詳《くわ》しく論じたいと思いますが、こうした原因不明《ふめい》の病気の出現《しゅつげん》は、時に社会的なパニックを引き起こすことがあります。

病原体《びょうげんたい》として、エイズのウイルスが発見されたのは一九八三年でしたね。

シマー　L・モンタニエ博士とR・ギャロ博士の研究グループが、レトロウイルス＊（成人T細胞白血病《さいぼうはっけつびょう》ウイルス3型）がエイズの原因であることをつきとめました。このウイルスは現在、Human Immunodeficiency Virus（HIV）＝ヒト免疫不全《めんえきふぜん》ウイルスの名で知られています。二年後の八五年に、このウイルスが血液《けつえき》の中に存在することを発見する試験方法が開発されました。

また、二種類のHIVが存在するのが流行病《りゅうこうびょう》としてのエイズの特徴《とくちょう》の一つになっています。アメリカとカリブ海諸国で流行しているエイズの主《おも》な病原体はHIV－

1で、アフリカの各地で流行《りゅうこう》しているのはHIV-2とHIV-1の両方です。

池田　エイズとエイズウイルスはそれまで地球上に存在していなかったのでしょうか。一説《いっせつ》によると、「アフリカ土着説《どちゃくせつ》」が有力《ゆうりょく》ですが、博士はエイズの起源《きげん》をどのようにお考えでしょうか。

シマー　エイズはアフリカとアメリカでほぼ同じ時期に現《あらわ》れましたが、エイズウイルスの発生《はっせい》がいつであったかは、正確《せいかく》にはわかっていません。研究室で遺伝子操作《いでんしそうさ》によってHIVがつくられたという説もありましたが、これを信じる人はもういません。現在では、HIVは過去数十年の間に中央アフリカのどこかで出現《しゅつげん》した可能性が強いと考えられています。

一九七二年と七三年に採取《さいしゅ》されていたウガンダの子どもたちの血液中《けつえきちゅう》にHIV汚染《おせん》が存在していたことが判明《はんめい》したので、このころすでにHIVが中央アフリカの農村で流行していたのではないかと考えられています。

さらにまた、アフリカの若いサルの体内《たいない》で、HIVに酷似《こくじ》するレトロウイルスが発見されています。われわれは、このウイルスが突然変異《とつぜんへんい》して病原性《びょうげんせい》になったのではないかと考えます。また、このウイルスが長年にわたりエイズを発病《はつびょう》させることなしに人間の中に存在し続けたということも考えられますし、逆《ぎゃく》に、その症候群《しょうこうぐん》についてエイズという定義《ていぎ》がなかったので、それをエイズであると認《みと》めることができなかったとも考えられるでしょう。

特徴《とくちょう》としての〝日和見《ひよりみ》〟感染《かんせん》とその経路《けいろ》

池田　それでは、エイズは、具体的に、どのような経路で感染するのですか。

シマー　第一には、感染者との性行為《せいこうい》によるものです。

第二に、エイズウイルスによって汚染《おせん》された注射器《ちゅうしゃき》の共同使用による感染があります。

第三には、母子《ぼし》感染です。母親がエイズ感染者の場合に、胎児《たいじ》、乳児《にゅうじ》に感染する経路です。

第四に、エイズウイルスに汚染された血液《けつえき》の輸血《ゆけつ》、血液製剤《せいざい》の使用による感染です。

池田　昨今《さっこん》、日本では、汚染された血液製剤の使用による血友病《けつゆうびょう》の患者《かんじゃ》への感染が大問題になっています。

シマー　四つの感染経路《かんせんけいろ》のなかで現在、世界的に見て、もっとも多くなっているのは第一の原因です。

また、これまでの研究によれば、空気や水または食品からの感染は考えられません。したがって感染は、ウイルスに汚染《おせん》された注射針《ちゅうしゃばり》や血液製剤《けつえきせいざい》、あるいはＨＩＶ感染した人との体液《たいえき》を介《かい》する接触《せっしょく》によって、ウイルスが生体中《せいたいちゅう》に侵入《しんにゅう》した場合にのみ限《かぎ》られることがわかっています。

池田　つまり、日常生活における感染者との接触では、感染の危険性《きけんせい》はまったくないということですね。

シマー　そのとおりです。その認識《にんしき》が大切です。

池田　正確《せいかく》な知識を得《え》ることによって、「感染の拡大《かくだい》を防《ふせ》ぐ」、また、「いたずらにエイズを恐《おそ》れることがなくなる」、そして、「感染者や患者《かんじゃ》との共生《きょうせい》を可能にする」などの正しい対応が生まれますね。

シマー　病気そのものより、病気への〝無知《むち》〟こそが、エイズの脅威《きょうい》の原因となっていることはたしかです。

池田　エイズに感染《かんせん》すると、どういう症状《しょうじょう》が出ますか。エイズ〝特有《とくゆう》の症状〟というものはあるのでしょうか。

シマー　HIVは、生体《せいたい》に特有の免疫系中《めんえきけいちゅう》で重要、不可欠《ふかけつ》の役割を果《は》たしているヘルパーT細胞《さいぼう》を集中的にねらってきます。ヘルパーT細胞はその表面にCD4というレセプター（受容体《じゅようたい》）をもっていて、これは細胞へ侵入《しんにゅう》するための鍵穴《かぎあな》のようなものです。こうして細胞に入ったウイルスは、そこに数カ月潜伏《せんぷく》します。その間にエイズ由来《ゆらい》のDNA＊が感染細胞のDNAの中に侵入します。これをプロウイルス化《か》と呼《よ》びます。

通常《つうじょう》、この感染の初期段階《だんかい》では症状が出ないので、通例《つうれい》の血液検査《けつえきけんさ》でウイルス抗《こう》体《たい》を発見するしかありません。時によっては、インフルエンザ（流行性感冒《りゅうこうせいかんぼう》）のような症候《しょうこう》、熱《ねつ》、頭痛《ずつう》、筋肉痛《きんにくつう》とアデノパシー（腺症《せんしょう》）が観察《かんさつ》される場合もあります。

池田　感染から発病《はつびょう》まで、どのくらいの日数《にっすう》を要《よう》するのでしょうか。

シマー　その期間は長くても五年で、その間に多くのことが可能性として起きえます。無症状形態《むしょうじょうけいたい》の進行《しんこう》を観察できることもあるし、それが長期におよぶこともあります。過去十年の経験によれば、このウイルスに感染した人が最終的《さいしゅうてき》にはエイズ患者《かんじや》になるということ、そして無症状《むしょうじょう》期間中であっても他者にウイルスを感染《かんせん》させうることが現在わかっています。

しかし、一般的な兆候《ちょうこう》としては高熱、体重低下《たいじゅうていか》、胃腸《いちよう》の問題、発疹《はっしん》があります。しかし、そのいずれも、とくにエイズだけに見られる兆候というものではありません。

池田　発病《はつびょう》すると、どんな症状が現《あらわ》れますか。

シマー　発病の結果、免疫系《めんえきけい》に重大な欠陥《けっかん》が出るとすぐ、いくつかの重度《じゅうど》の症状が出てくるのが観察《かんさつ》されるようになります。きわめて特殊《とくしゅ》な感染か、ガンのような腫瘍《しゅよう》に関係する症状を引き起こします。これらは、いずれもＨＩＶに直接関係する症状ではなく、他のウイルスや細菌《さいきん》が増殖《ぞうしょく》できるような免疫力低下の状態《じょうたい》をつくる役割を果《は》たします。

池田　それが〝日和見《ひよりみ》〟感染と言われるゆえんですね。

シマー　そうです。われわれの体にはたくさんの微生物《びせいぶつ》（ウイルス、バクテリア、真菌類《しんきんるい》、原虫類《げんちゅうるい》）が住んでいますが、通常《つうじょう》ですと、免疫系の防御《ぼうぎょ》システムが効果的《こうかてき》に働《はたら》くので、微生物の脅威《きょうい》が阻止《そし》され、病気の原因も少なくなります。

しかし免疫系《めんえきけい》の防衛《ぼうえい》が弱《よわ》まるとすぐ、こういう微生物《びせいぶつ》がその機会《きかい》をとらえて活発《かっぱつ》な増殖《ぞうしょく》活動を開始します。このように〝日和見《ひよりみ》〟的《てき》な感染《かんせん》がとくに影響《えいきょう》をおよぼすのは肺《はい》、消化管《しょうかかん》、神経系統《しんけいけいとう》ですが、皮膚《ひふ》にもおよぶこともあります。おそらく、これがＨＩＶ感染を示唆《しさ》する最初の病理的《びょうりてき》な変化と言えるでしょう。厳密《げんみつ》に言えば、エイズの発病《はつびょう》による症状《しょうじょう》のうち、もっともひんぱんに見られるのは、カリニ原虫《げんちゅう》による肺炎《はいえん》（カリニ肺炎）、サイトメガロウイルスによる肝炎《かんえん》、脳炎《のうえん》、腸炎《ちょうえん》、それと皮《ひ》膚《ふ》や粘膜中《ねんまくちゅう》に病変《びょうへん》を起こす単純疱疹《たんじゅんほうしん》（ヘルペス）などです。

これらは〝日和見〟感染のほんの数例《すうれい》にすぎませんが、エイズ発病の第二段階《だんかい》になるとたいへん複雑《ふくざつ》な症状に当面します。また、エイズ発病後に現《あらわ》れる症状のなかには、われわれが〝日和見〟的なガンと言っている深刻《しんこく》なものもあります。

池田　その〝日和見〟的なガンのなかで代表的なものは何ですか。

シマー　まず、カポジ肉腫《にくしゅ》があげられます。これは皮膚や筋肉《きんにく》、内臓《ないぞう》、あるいは神経節《しんけいせつ》の中にある血管《けっかん》の細胞《さいぼう》が異常《いじょう》に増殖することによって起きるものです。その他の腫瘍《しゅよう》としては、リンパ系《けい》組織のものがあり、これは免疫系に深刻な支障《ししょう》が起きたときにできます。これらはリンパ系神経節に起因《きいん》する悪性《あくせい》のリンパ腫《しゅ》です。この例でも、ＨＩＶは腫瘍《しゆよう》の直接的な原因ではなく、免疫系《めんえきけい》の異常《いじよう》を引き起こすことによって悪性《あくせい》の腫瘍を発生《はつせい》させる〝扉《とびら》〟を開けるだけなのです。

「エイズ教育」が感染拡大《かんせんかくだい》の歯止《はど》め

池田　一九九五年には、アメリカにおけるエイズウイルスの感染者は、百万人に達《たつ》したという報告があります。またアフリカ、東南アジアにおいても、感染者は現在、爆発的《ばくはつてき》に増大しております。

二十一世紀には、ＨＩＶ感染者は四千万人に達するとの予測もありますが。

シマー　ＨＩＶ感染やエイズが〝爆発的〟に増大しているとされるのは、感染者や患者《かんじや》の数が幾何級数的《きかきゆうすうてき》にふえており、しかも公表《こうひよう》された段階《だんかい》ではすでにその数字をはるかに上回《うわまわ》っているほど、その勢《いきお》いはとどまるところを知らないからです。

われわれの調査《ちようさ》したところでは、二〇〇〇年*には、約三千八百万人がエイズウイルスに感染するのではないかとの予測が出ています。しかし、これはどちらかと言えば、低《ひく》めの予測で、実際には、約一億二千万人が感染するという予測を出している研究グループもあります。
池田　恐《おそ》るべき数字です。こうしたエイズ感染《かんせん》の拡大《かくだい》は今後、さらに進んでいくと思われますか。
シマー　ＨＩＶ感染とエイズの症状《しょうじょう》がこの十年間、世界的な規模《きぼ》に達《たっ》したことは事実です。はたして、この感染とその後に生《しょう》じる症状が急速《きゅうそく》にコントロールされて収斂《しゅうれん》されるのかどうかは、ＨＩＶが目下《もっか》、伝染的《でんせんてき》に広がっている情勢《じょうせい》なので、予測は困難《こんなん》であると言わざるをえません。
池田　それでは、いったい、どのようにすれば、このようなエイズの拡大を食《く》い止《と》められるのでしょうか。
シマー　エイズウイルスの感染力は、決して強くはありません。感染に対する予防を行《おこな》うことで、エイズの拡大を最小限《さいしょうげん》に食い止めることは可能です。
池田　予防こそが対策《たいさく》の〝要《かなめ》〟ですね。
シマー　疫学上《えきがくじょう》のデータによりますと、一般的な生活をしている人に比《くら》べて、ライフスタイルや医療環境《いりょうかんきょう》が理由で、感染リスクの高い人たちが存在します。現時点《げんじてん》では、同性愛者《どうせいあいしゃ》と両性《りょう》愛者、麻薬常用者《まやくじょうようしゃ》、多数の性交《せいこう》相手をもつ人、また感染《かんせん》が一般的に広まっていると考えられる国で生まれ、あるいは生活している人、上述《じょうじゅつ》の危険性《きけんせい》をもつ人たちを性交《せいこう》の相手としている人、そして忘《わす》れてはならないのが感染した母親から生まれた子ども――がそのグループに入ります。

池田　医療《いりょう》においても、麻薬常用者《まやくじようようしゃ》というのは、汚染《おせん》された注射器《ちゆうしやき》による感染の例ですね。実際の域でエイズが流行《りゅうこう》しているケースがニュースで報道されており、私も心を痛《いた》めました。

地麻薬の注射器を使いつづけて…

シマー　これらのグループに属《ぞく》する人々への予防、また「エイズ教育」を行《おこな》うことが、エイズ拡大《かくだい》を食《く》い止《と》めるうえで大切になってきます。

治療法《ちりょうほう》の問題点は何か

池田　よくわかりました。次に、治療法に話を進めたいと思います。

シマー　症状《しょうじょう》の進行《しんこう》に応じて、二種類の治療法が用《もち》いられています。一つはウイルスや、ウイルスに感染した細胞《さいぼう》に対する直接的な治療です。これはウイルスの増殖《ぞうしょく》を阻止《そし》し、結果的に免疫系《めんえきけい》の本来の活性《かっせい》を取り戻《もど》すことを目的としています。

もう一つは、免疫機能《きのう》の低下《ていか》によって発生《はっせい》した疾患《しっかん》に対する治療《ちりょう》です。主《しゅ》として〝日和見《ひよりみ》〟感染《かんせん》やガンに対して用《もち》いられるものです。

池田　今後、エイズへの効果的《こうかてき》な薬《くすり》の開発を期待してもよいですか。

シマー　細菌《さいきん》の感染を退治《たいじ》するための抗生《こうせい》物質その他の薬品《やくひん》は、相当数《そうとうすう》利用できるようになってきています。しかし、ウイルスの増殖を抑《おさ》える薬品は、まだ一般的にそれほど出回《でまわ》っているとは言えないことを、心にとめておかなくてはなりません。

ウイルスは細胞内《さいぼうない》に寄生《きせい》し、その細胞の代謝《たいしゃ》に依存《いそん》して増殖する寄生虫《きせいちゅう》のようなものですから、ウイルスの増殖を阻止する一番の方法は、宿主《しゅくしゅ》である細胞の死を早めるようにすることです。しかし、それでは、治療の本来の目的から外《はず》れていることは明らかです。

ウイルス病《びょう》の治療法には、ウイルスが体内《たいない》で増殖するいくつかの過程《かてい》を攻撃目標《こうげきもくひょう》とする方法があります。これまでのところ、より効果的と考えられているのはウイルス増殖《ぞうしょく》の原因である＊「逆転写酵素《ぎゃくてんしゃこうそ》」の活性《かっせい》を抑制《よくせい》する方法です。

池田　日本でも最近、ＡＺＴ（アジドチミジン）という薬《くすり》が注目《ちゅうもく》されていますが……。

シマー　ＡＺＴというのは、＊抗《こう》ウイルス剤《ざい》です。これがウイルス増殖をかなり遅《おく》らせ、したがって想定《そうてい》された病気の発症《はっしょう》時期をも遅らせる能力《のうりょく》をもつことが明らかになっています。しかし残念《ざんねん》なことに、一年間ほど投与《とうよ》し続けると、その効果《こうか》は低《てい》下《か》することが報告されています。

また、長期間の服用《ふくよう》によって、吐《は》き気《け》、頭痛《ずつう》、めまい、白血球減少《はっけっきゅうげんしょう》などの副作用《ふくさよう》が生《しょう》じることも報告されており、医師は患者《かんじゃ》へのＡＺＴの効果を慎重《しんちょう》に観察《かんさつ》する必要があります。そのため、患者はひんぱんに医師を訪問《ほうもん》することになります。

一方、ウイルスが増殖するために必要な蛋白《たんぱく》の抑制剤が開発中で、＊臨床《りんしょう》試験によれば、その将来性《しょうらいせい》に希望がもてそうです。

池田　エイズを予防する目的として、ワクチンの開発も試《こころ》みられているようですが。

シマー　ワクチンの開発ですが、このウイルスは性質、習性《しゅうせい》がきわめて特異《とくい》で、その対応に苦慮《くりょ》しているのが現状《げんじょう》です。

池田　エイズウイルスの〝特異性《とくいせい》〟を、わかりやすく解説《かいせつ》していただけませんか。むずかしいとは思いますが。（笑い）

シマー　形や働《はたら》きの変化が少ないウイルスほど、ワクチンの効《き》き目《め》は高まりますが、エイズウイルスの場合は、そのワクチンの攻撃《こうげき》の目標《もくひょう》となるウイルスの外膜の構造《こうぞう》が変化しやすく、しかも患者《かんじゃ》によって違《ちが》います。ということは、ワクチンをある一定《いってい》のエイズウイルスの構造を標的《ひょうてき》にするように改良《かいりょう》しても、効き目があるのはエイズウイルスが変化するまでで、すぐに効き目を失《うしな》ってしまうのです。

池田　それがエイズワクチンの開発の障害《しょうがい》になっているのですね。よくわかりました。

シマー　一方、エイズウイルスはプロウイルスという形で、侵入《しんにゅう》した細胞《さいぼう》の核内《かくない》に潜伏《せんぷく》し続ける能力《のうりょく》をもっています。もっと具体的に言うと、T細胞またはマクロファージ＊（大食細胞《たいしょくさいぼう》）の中に文字《もじ》どおり隠《かく》れてしまいます。増殖《ぞうしょく》を休止《きゅうし》したこのようなウイルスの所在《しょざい》をつきとめて細胞内からウイルスを追《お》いだすことは容易《ようい》ではありません。しかしながら、この分野での研究はきわめて活発《かっぱつ》で、とくに遺伝子《いでんし》工学を通じてワクチンを製造《せいぞう》する方向に進んでいます。

しかし、エイズワクチンの開発は困難《こんなん》で、長い時間を必要とすることは疑《うたが》いありません。

また、最近は、*カクテル療法《りょうほう》など新しい治療法《ちりょうほう》の開発が行《おこな》われています。今後の治療技術の進展を期待します。

5　エイズと人権《じんけん》

意図的《いとてき》につくられたイメージによる偏見《へんけん》

池田　エイズがあたえる〝脅威《きょうい》〟は、その病理学的《びょうりがくてき》な性質もさることながら、人間の倫理《りんり》観《かん》や人権とも深くかかわってくるものです。

そこで、生命倫理の専門家であるブルジョ博士にも加《くわ》わっていただいて、エイズと「人権問題」一般について語りあいたいと思います。

ブルジョ　よろしくお願いします。おっしゃるとおり、エイズは重大な人権や倫理の問題を提起《ていき》し、現代世界における普遍的《ふへんてき》な討議課題《とうぎかだい》となっております。

池田　エイズ問題には、感染者《かんせんしゃ》を支援《しえん》していく社会、すなわち「人権社会」を築《きず》くことが不可欠《ふかけつ》です。知識の普及《ふきゅう》、有効《ゆうこう》な治療法《ちりょうほう》の研究、開発とともに、ＨＩＶ感染者の人権を確立しなければなりません。そして、人権の問題とは、根本的には、

「人間の尊厳《そんげん》」の確立にあると、私は考えている一人です。

そのためには、まず、HIV感染者《かんせんしゃ》に対する「偏見《へんけん》」や「差別《さべつ》」の壁《かべ》を打ち破《やぶ》る必要がありますね。

ブルジョ　エイズをもつ人たちが非難《ひなん》や差別の犠牲《ぎせい》になるのは、この病《やまい》そのものの性質にもよりますが、それよりも、この病についての根拠《こんきょ》のない伝聞《でんぶん》やつくられたイメージが原因である場合が多いようです。

今、この病そのものの性質、と言ったのは、それが必然的《ひつぜんてき》に「死にいたる病」であり、「生への逆行《ぎゃっこう》は不可能である」と考えられていたからです。現在もなお同じ状況《じょうきょう》だと言えます。病と死を避《さ》け、あるいは少なくともそれを遅《おく》らせようと、さまざまな国で、いろいろな方法で努力《どりょく》し、それが不可能であるとわかったとき、その現実を隠《かく》します。しかしエイズ患者《かんじゃ》は、感染者より病気の兆候《ちょうこう》が目に見えて表面化しているという点で、〝集団的非難〟（と私は名づける）の対象《たいしょう》にされます。その意味で彼らは犠牲者です。

また、HIV感染が偶然《ぐうぜん》の機会《きかい》による場合が多く、潜伏《せんぷく》期間も長く、無症状《むしょうじょう》であるという特異性《とくいせい》のため、知らずに感染していたというケースが多いのもエイズの性質であり、これが人々に恐怖感《きょうふかん》を植《う》えつけるものとなっています。
しかし、近年のエイズ治療《ちりょう》の進歩のおかげで、エイズと闘《たたか》う人たちも希望をもてるようになりました。最近、モントリオールで出版された本は、『まだ死の宣告《せんこく》を受けたわけではない』と題されています。

池田　治療法が進展してきたとはいえ、まだまだ、エイズは、きわめて大きな「病苦《びょうく》」「死苦《しく》」をもたらす病気と言わざるをえません。だからこそ、患者《かんじゃ》に希望をあたえる光明《こうみょう》を見いだそうとする努力《どりょく》は崇高《すうこう》です。

ブルジョ　この病《やまい》への偏見《へんけん》は、意図的《いとてき》につくられたイメージによるところが大きいと思います。

感染者《かんせんしゃ》たちは、エイズという病のうえに、「社会的差別《さべつ》」によって二重《にじゅう》にわたって、犠牲者《ぎせいしゃ》となっているのです。

池田　正確《せいかく》な知識の普及《ふきゅう》が急務《きゅうむ》ですね。このことは、病気の問題だけでなく、宗教や思想、人権《じんけん》に対する「偏見」においても同様《どうよう》です。その意味でも、お二人の世界的権威《けんい》との、この対談は重要です。

ブルジョ　エイズへの「差別」は、もともと社会に潜在《せんざい》している「偏見」や「差別」が別の形をもって現《あらわ》れたものであるとも言えます。たとえば、この病気は移民《いみん》、とくに黒人の移民によって伝搬《でんぱん》されたとするものや、一部の人にとっては不自然で忌《い》むべき性行為《せいこうい》の結果であるといった〝否定的《ひていてき》なイメージ〟は、もともと社会にあった「人種差別《じんしゆさべつ》」「同性愛《どうせいあい》に対する偏見《へんけん》」が噴《ふ》き出《で》たものです。われわれがエイズウイルスに感染《かんせん》した人に対して、一般の病人に対して共通にいだく同情心《どうじようしん》がもてない一部の理由がここにあります。嫌悪感《けんおかん》をいだく一部の理由も、これで説明できますが、それですべてが説明できるわけではありません。

池田　日本では、医療《いりよう》関係者までが、「差別」意識《いしき》からHIV感染者の〝治療拒否《ちりようきよひ》〟を行《おこな》うところが多いのではないかという報道もあります。

シマー　HIVに感染した人たちとエイズ患者《かんじや》に対する態度《たいど》は、嫌悪、恐怖《きようふ》から、同情《どうじよう》、連帯感《れんたいかん》とかなりの差があります。同じことが患者を治療しなければならない、あるいは患者と接触《せつしよく》しなければならない医療関係の専門家、医師、歯科医《しかい》、外科医《げかい》についてもいえます。医師も人の子ですから、みずからの感情や利害を優先《ゆうせん》する人もいるでしょう。

なかには、自分自身や家族が感染しないかという不安をいだいたり、患者のなかにHIV感染者《かんせんしゃ》がいると他の患者《かんじゃ》が減《へ》ってしまう、と恐《おそ》れる人もいます。同性愛者《どうせいあいしゃ》や薬物常用者《やくぶつじょうようしゃ》と接《せっ》することを恐れ、嫌悪《けんお》する人もいます。ですから、そのようなケースが日本であったとしても、驚《おどろ》くことではありません。カナダでも米国でも状況《じょうきょう》は似《に》ています。

ブルジョ　私がそこに見るのは、冷淡《れいたん》、計算ずく、感情の入る余地《よち》のない、費用《ひよう》効果《こうか》をねらう意図《いと》です。保険会社や雇用者《こようしゃ》がよくやる〝儲《もう》からない投資《とうし》をしたくない〟といった例もあります。これらは、カナダのケベック州*でやっているような法《ほう》律的手段《りつてきしゅだん》（とくに「人権憲章《じんけんけんしょう》」に基《もと》づいて採択《さいたく》された法律）によって、完全阻止《そし》とまではいかなくても、保険や雇用対象《たいしょう》の差別化《さべつか》をある程度《ていど》、防《ふせ》ぐことができます。

池田　患者への「差別」や「利害」への執着《しゅうちゃく》は、医の倫理《りんり》に反《はん》するばかりではなく、「人間の尊厳《そんげん》」を踏《ふ》みにじる行為《こうい》です。感情的な好ききらいを超《こ》えて、他人の「苦《く》」を理解しようとする慈愛《じあい》の心こそ「人権感覚《かんかく》」ではないでしょうか。

先ごろカナダ・バンクーバーで、「国際エイズ会議」が開催《かいさい》されました。これには、わが国からも血友病《けつゆうびょう》でその治療薬《ちりょうやく》が原因でHIVに感染した患者さんの代表が参加し、「薬害《やくがい》エイズ」*の問題を訴《うった》えました。日本の血友病患者の死因《しいん》の第一位はこの薬害《やくがい》によるエイズであり、血友病《けつゆうびょう》そのもので亡《な》くなるのではなく、その病気の治療薬《ちりょうやく》が原因で亡くなってしまうわけですから、問題は深刻《しんこく》です。

カナダには「世界血友病連盟《れんめい》」の本部が置《お》かれていると聞きますが、こうした問題にどのように対応すればよいのでしょうか。

シマー　考えてみると、血友病や大手術《だいしゅじゅつ》をうける患者《かんじゃ》のように輸血《ゆけつ》や血液製剤《けつえきせいざい》を必要とする人たちは、献血者《けんけつしゃ》が感染《かんせん》していれば汚染《おせん》されるリスクが高いわけです。しかも、性的行為《せいてきこうい》や嗜好《しこう》に基《もと》づく感染と比較《ひかく》すれば、こちらのほうはむしろ状況《じょうきょう》が把握《はあく》しやすいので、このリスクに対しては早くからもっと効果的《こうかてき》な予防方法で対応できていたはずです。

しかしながら、HIVの存在を発見するために開発された血液検査《けんさ》によって、状況は根本的に変わりました。多くの国々で国民の健康について厳格《げんかく》な対策が講《こう》じられるようになったこともあり、このような汚染のリスクはこれからはほとんど皆無《かいむ》になるでしょう。しかしながら、このような血液検査が開発される前に、すなわち一九八五年以前に汚染された人たちは、たいへんな困難《こんなん》を経験しつつ生きることになります。

池田　そうした苦《くる》しみは、二度と繰《く》り返《かえ》されてはなりません。

人権《じんけん》社会の確立に必要な「人間教育」

池田　ところで、ＨＩＶ感染者《かんせんしゃ》の「人権」を守る方法として、今、カナダでは、どのようなことが行《おこな》われていますか。

シマー　米国などでは、エイズ患者《かんじゃ》やＨＩＶ感染に関連する諸症状《しょしょうじょう》をもつ人たちを十分な技術と人道的《じんどうてき》なマナーで治療《ちりょう》することを拒《こば》むことは非倫理的《ひりんりてき》であると考えられています。カナダでは、性的嗜好《せいてきしこう》に基《もと》づいた差別《さべつ》をすでに多くの州で禁止《きんし》しています。ケベック州とオンタリオ州は、身体障《しんたいしょう》がい者《しゃ》であると決めてその人を差別することを禁止する、人権擁護《ようご》に基づく法律《ほうりつ》を成立《せいりつ》させました。エイズ患者もこの身体障がい者のうちに入る確率《かくりつ》が高いと思います。同様《どうよう》な趣旨《しゅし》で「ロイヤル・ソサエティー・オブ・カナダ」＊は、ＨＩＶ感染の認知《にんち》に基づく差別を禁じるべく、人権擁護の法律を修正《しゅうせい》することを提案《ていあん》しています。

また、わがモントリオール大学はじめ多くの高等教育機関《きかん》が、ＨＩＶ感染者を含《ふく》め、あらゆる弱者《じゃくしゃ》に対する「差別行為《さべつこうい》」を非難《ひなん》する政策を作成《さくせい》しています。

池田　なるほど。貴大学のように医療政策の指導的立場にある機関《きかん》が、「差別撤廃《てっぱい》」に動くことは、一般の医療施設《しせつ》への影響《えいきょう》も絶大《ぜつだい》だと思います。

さらに、私は、政府や行政による公《おおやけ》の取り組みとともに、社会において、差別や偏見《へんけん》のない「人間観」を確立することこそが、もっとも必要であると考えています。

ブルジョ　今、会長が指摘《してき》されたように、エイズへの差別を防《ふせ》ぐには、一般市民への教育が不可欠《ふかけつ》です。たとえばHIV感染者《かんせんしゃ》を含《ふく》む歌手や演奏家《えんそうか》を招《まね》き、エイズについての正しい情報を広め、HIV感染者との連帯《れんたい》・共感を訴《うった》える、さまざまなイベントを行《おこな》うことが、これまでの事例《じれい》で、非常に効果《こうか》がありました。

ケベック州とカナダ全土《ぜんど》で毎年、このような観点《かんてん》に立って大規模《だいきぼ》な集会が開かれ、人気を集めています。大都市で人気を集めている大行進《だいこうしん》、コンサート、イベント、政治家や医師あるいはエイズ問題についての関心を高めようとする男女による市民活動が展開されています。

池田　日本では、無断《むだん》でエイズ検査《けんさ》をされ、その結果が本人に通知《つうち》されることもなく、就職《しゅうしょく》や受験の選抜《せんばつ》に利用されるという差別が起こっています。

ブルジョ　カナダでは、HIV感染《かんせん》発見のための具体的実施《じっし》計画は制度化されていませんが、献血者《けんけつしゃ》に対しては、その血液《けつえき》をテストして結果を知らせることになっています。エイズに関する情報宣伝《せんでん》活動は、いくつかのグループ（集団）に的《まと》を絞《しぼ》り、自発的《じはつてき》にテストを受けるように呼《よ》びかけています。一部の診療所《しんりょうじょ》、たとえばモントリオール中南部にある診療所では、きわめて大きな効果《こうか》をあげています。しかし、特定《とくてい》の対象者《たいしょうしゃ》を目標《もくひょう》としたエイズ発見のためのプログラムを制度的に導入《どうにゅう》することは賢明《けんめい》なことではないとする考え方もあります。

その理由としては、かなり多くの専門家も忠告《ちゅうこく》している点ではありますが、そのようなプログラムを実施することで、かえってエイズに対する嫌悪《けんお》と差《さ》別観《べっかん》を助長《じょちょう》することになる可能性があるということ。また、対象にされることで逆《ぎゃく》に恐怖感《きょうふかん》をいだき、自発的にそのようなテストを受けるのをいやがり、その結果、エイズ発見プログラムや専門的なテストへの参加を避《さ》けたり拒否《きょひ》したりするようになることも考えられます。さらにまた、対象グループに属《ぞく》さない人たちの警戒心《けいかいしん》を弱《よわ》める恐《おそ》れもありえます。

一般市民の健康を考えるうえでそのような結果は望《のぞ》ましいとは言えません。そうなった場合、疫病阻止《えきびようそし》のためのエイズ発見プログラムがたんなる宣伝《せんでん》の道具になってしまいます。

池田 「集団検査《けんさ》」については、患者《かんじゃ》、感染者《かんせんしゃ》の人権《じんけん》が決して侵害《しんがい》されないという条件が前提《ぜんてい》にならなければならないでしょう。また検査の結果の「告知《こくち》」やカウンセリング、その後の治療法《ちりょうほう》についての「インフォームド・コンセント」を欠《か》かすことはできませんね。

ところで、「人権」と言えば、貴国《きこく》のハンフリー博士*を思い出します。

ブルジョ 「世界人権宣言《せんげん》」*の起草者《きそうしゃ》ですね。

池田 そうです。ハンフリー博士とは、一九九三年にお会いしたことがあります。博士は、「世界人権宣言」の起草者であるとともに、国連の「初代人権部長」として、二十年間にわたり活躍《かつやく》されました。

博士は、人権社会を築《きず》くために大切なことは、制度的な強制力《きようせいりよく》よりも、「教育」が大切だと言われていました。

ブルジョ 「人権教育」ですね。

池田 そのとおりです。世界的にも、今や制度的な人権保障《ほしよう》に加《くわ》えて、「人権教育」の重要性が叫《さけ》ばれていますね。

ハンフリー博士は、「人権蹂躙《じんけんじゅうりん》が〝恥《はじ》〟であることを自覚《じかく》させること」「教育によって、人権への世論を強め、人権を抑圧《よくあつ》する者に〝恥《は》ずかしい〟と思わせるようにもっていくことが大切です」と語っておられました。

人権と言うと、むずかしく聞こえるかもしれませんが、しかし、その根本は、「人間の尊厳《そんげん》」を守る、すなわち「一人の人を大切にする」ということではないでしょうか。

仏法では〝恥〟を「慙《ざん》」といい、非《ひ》をみずから反省することをさしています。また、その非を他者に対して恥じる心を、「愧《き》」と言います。

「慙」と「愧」――つまり、「差別《さべつ》」や「偏見《へんけん》」を、自分にも、他人にも恥じ、反省する心を養《やしな》うことこそ、「人権教育」の要《かなめ》です。「慙」も「愧」ももたない人を「無慙《むざん》」「無愧《むき》」と言います。

ブルジョ　会長の言わんとしているところは、私も賛同いたします。私はさらに、その積極的《せっきょくてき》な側面《そくめん》であり、未来志向的《しこうてき》な観点《かんてん》である「責任」ということを付け加《くわ》えたいと思います。これについては後で話題《わだい》にしたいと思います。

池田　エイズの問題についても、鋭《するど》い「人権感覚《じんけんかんかく》」を研《と》ぎ澄《す》まして、いわれなき「偏見《へんけん》」や「イメージ」と戦わなければなりません。「人間の尊厳《そんげん》」とは、病気や社会的差別《さべつ》に苦《くる》しむ人々と「同苦《どうく》」し、ともに戦うことです。

一人の女性外科医《げかい》の人道《じんどう》活動

ブルジョ　「生命の尊厳」については後でふれたいと思いますが、会長のおっしゃった「同苦」し、ともに戦うということに関して、カナダの女性外科医ルシル・ティースデール博士のことを、ぜひ述べさせてください。

彼女は、一九九七年、エイズで亡《な》くなりました。彼女は、他の人々の生命を救《すく》うためにその生涯《しょうがい》を、中央アフリカのウガンダに近代的な病院をつくることにささげました。

ウガンダで起きた八〇年代の内戦《ないせん》で、彼女は多くの負傷兵《ふしょうへい》を厳《きび》しい環境《かんきょう》のなかで治療《ちりょう》したのです。そのために、八五年、イギリスで定期検査《けんさ》を受けたさい、ＨＩＶに感染《かんせん》していることがわかりました。明らかに、負傷したウガンダ兵の治療中に感染したのです。

自身がHIV感染者《かんせんしゃ》であることを知った彼女は敢然《かんぜん》と勇気を奮《ふる》い起《お》こし、死ぬまで中央アフリカにおいて人道《じんどう》活動に努《つと》め、資金調達《しきんちょうたつ》に奔走《ほんそう》しました。彼女は、モントリオール大学で最初に学位を受けた女性の一人です。

池田　貴《き》大学の崇高《すうこう》なる〝教育精神〟のみごとな「開花《かいか》」ですね。民衆への奉仕《ほうし》――それこそ、「人間の尊厳《そんげん》」を守る「人権闘争《じんけんとうそう》」です。

生命を賭《と》して人々を救《すく》った彼女の〝殉教《じゅんきょう》の精神〟は、ウガンダの人々のみならず、人類の心に深く刻《きざ》まれ、永遠《えいえん》に称賛《しょうさん》されることでしょう。

仏典《ぶってん》には、＊勝鬘夫人《しょうまんぶじん》という「人権擁護《ようご》の誓願《せいがん》」を立てた女性が登場《とうじょう》します。

彼女は、釈尊《しゃくそん》の前で凛然《りんぜん》と宣言《せんげん》しています。

「私は孤独《こどく》な人、不当《ふとう》に拘禁《こうきん》され自由を奪《うば》われている人、病気に悩《なや》む人、災難《さいなん》に苦《くる》しむ人、貧困《ひんこん》の人を見たならば、決して見捨《みす》てません。必《かなら》ず、その人々を安穏《あんのん》にし、豊《ゆた》かにしていきます」（「勝鬘経」大正十二巻）と。

「苦悩《くのう》」の人を決して見捨てない――無関心《むかんしん》を装《よそお》うのではなく、みずからの生命を賭してでも、その人を救おうとする実践《じっせん》を、仏法では菩薩道《ぼさつどう》と呼《よ》びます。これが、エイズ患者《かんじゃ》や家族の方々に対する仏法者の姿勢《しせい》でもあります。

ブルジョ　ティースデール博士は、ＨＩＶに感染《かんせん》したときでさえ、自分よりもはるかに困難《こんなん》な現実を生きている人々のこと、また彼女の援助《えんじょ》と慈愛《じあい》を必要としている何百、何千もの人々のことだけを考えていたのです。彼女は最期《さいご》まで哀《あわ》れみを受けることを拒否《きょひ》し、自己の使命に忠実《ちゅうじつ》な生き方を貫《つらぬ》きました。

池田　仏法の菩薩道《ぼさつどう》にも通じる、崇高《すうこう》な人生です。ティースデール博士は、〝使命に殉《じゅん》ずる〟ことによって、「病苦《びょうく》」に勝利し、人生に勝利したと言えるのではないでしょうか。

エイズの問題は、これまで宗教がもっていた倫理《りんり》性《せい》や性への視点《してん》を大きく揺《ゆ》さぶる性質をもっていると思います。またそれは、エイズの問題やＨＩＶ感染者に対し、宗教は何をなすべきか、という宗教の〝社会的使命〟への深刻《しんこく》な問いかけでもあります。

このようにエイズの問題はさまざまな側面《そくめん》をはらんでいますが、ＨＩＶの感染に、麻薬《まやく》、道徳《どうとく》・倫理の衰退《すいたい》、家庭の崩壊《ほうかい》、貧困《ひんこん》等の、まさに現代文明のマイナス面が深くかかわっていることからすれば、宗教は、これらの問題に、積極的《せっきょくてき》にかかわる役割を担《にな》うべきでしょう。

とくに、道徳《どうとく》・倫理《りんり》の衰退《すいたい》や麻薬《まやく》等による〝精神の荒廃《こうはい》〟に真正面《ましょうめん》から取り組むべきだと考えます。

ブルジョ　ご指摘《してき》のとおりであると思います。カナダとケベック州ではキリスト教系《けい》の宗教、とくにローマカトリック教会がもっとも有力《ゆうりょく》ですが、これらの宗教は広く行《おこな》われている性的行為《せいてきこうい》のあるものを厳《きび》しく非難《ひなん》しています。たとえば、同性愛《どうせいあい》、婚外交渉《こんがいこうしょう》など、です。たしかにそのなかには、エイズの拡散《かくさん》を促進《そくしん》させるリスクにつながるものがないとは言えません。

また、さまざまなグループが、時に宗教的関心や社会的問題意識《いしき》から、あるいはまた倫理的な良心《りょうしん》に導《みちび》かれて、エイズ患者《かんじゃ》の援助《えんじょ》に積極的《せっきょくてき》に参加しています。収容《しゅうよう》センターが設《もう》けられたり、医療機関《いりょうきかん》も利用されています。

しかしそれでも、まだ十分とは言いきれませんが、今日、カナダとケベックでは連帯感《れんたいかん》と同情《どうじょう》はもはや断片的《だんぺんてき》なものではなく、宗派《しゅうは》や信仰の差異《さい》および自分たちの習慣《しゅうかん》と他の人々の習慣といった垣根《かきね》を超《こ》えたものとなっていることはたしかです。

6 クローン技術と生命観

「クローン人間」の技術的な可能性

池田　さて、ここで、「クローン」の問題に入りたいと思います。
シマー　「クローン」は将来《しょうらい》、生命科学の重要な課題《かだい》となるでしょう。
池田　そこで、まずシマー博士におうかがいしたいのですが、「クローン」とはどういう意味でしょうか。
シマー　「クローン」とは「挿《さ》し木《き》」という意味で、同じ遺伝子《いでんし》をもつ個体《こたい》の仲間《なかま》をさす言葉です。このクローンをたくさんつくる、いわゆる「クローン技術」は、畜産《ちくさん》・水産の分野、また植物・果物栽培《くだものさいばい》の分野などでは、その有用性《ゆうようせい》がよく知られているところです。
池田　その技術が人間に応用《おうよう》されようとしているわけですが、人間への応用を含《ふく》めて、クローン技術は、どこまで進んでいるのでしょうか。

一九九七年二月、イギリスのウィルムット博士ら*が、成長した羊《ひつじ》から取り出した細胞《さいぼう》を使って、「クローン羊*」を世界で初めてつくることに成功していたことが発表され、大きな話題《わだい》となりました。

シマー　ウィルムット博士が発表した実験結果を見ますと、博士がとった手法《しゅほう》で得《え》られた胚《はい》が正常《せいじょう》に成長する可能性は、きわめて少ないのです。「ドリー」と名づけられたクローン羊は成長しましたが、この雌羊《めひつじ》が何歳まで生きられるか、現在のところ明らかではありません。

ドリーは、最近出産《しゅっさん》したようですから、生殖能力《せいしょくのうりょく》があることはわかりましたが、その仔羊《こひつじ》が正常に育つかどうかはこれからの問題です。

しかし、純粋《じゅんすい》に科学的見地《けんち》から言えば、やはりたいへんな事件です。この実験を行《おこな》ったチームは、技術的には「クローン人間」をつくることができると言っています。

池田　しかし、「クローン人間」が技術的に可能であるとしても、その必要性はあるのでしょうか。

シマー　以前には、臓器《ぞうき》移植《いしょく》で拒否《きょひ》反応《はんのう》が起きないように、自分の「クローン人間」をつくっておいて、ちょうどスペアタイヤのように、そこから新しい臓器を取ってきて、移植すればいいと言う主張《しゅちょう》もありました。

池田　人間を手段視《しゅだんし》する恐《おそ》ろしい考え方ですね。

シマー　そうです。これではまるで、ハクスリー*の書いた『すばらしい新世界』になってしまいます。

ハクスリーは、その書名とは反対に、この本のなかで、「クローン人間」を国家プロジェクトとして大量生産し、社会に一糸《いっし》乱《みだ》れぬ秩序《ちつじょ》をもつ「人間疎外《そがい》」の地獄《じごく》を描《えが》いたのです。

池田　「自由」も「人権《じんけん》」もない悪夢《あくむ》の世界が想像《そうぞう》されます。

人間は手段化を許《ゆる》されない存在

シマー　アメリカでもカナダでも、人間のクローンは禁止《きんし》されています。

ブルジョ　私も「クローン人間」に反対したクリントン大統領《だいとうりょう》*やユネスコの宣言《せんげん》

に、大筋《おおすじ》において賛同します。

池田　ユネスコで採択《さいたく》された「ヒトゲノムと人権《じんけん》に関する世界宣言《せんげん》」*（一九九七年十一月十一日）の「第十一条」では「ヒトのクローン個体作製《こたいさくせい》のような人間の尊厳《そんげん》に反《はん》する行為《こうい》は、許《ゆる》されてはならない」と禁止《きんし》していますね。

ブルジョ　ユネスコの宣言は、科学者、法律家《ほうりつか》、政策担当者《たんとうしゃ》などの多くの人々が論じあった総意《そうい》として発表されたことに、意義《いぎ》があります。

池田　私も、仏法者として「人間の尊厳」を踏《ふ》みにじる行為である「クローン人間」には反対です。

仏法において「人間の尊厳」は、次の二つの観点《かんてん》から基礎《きそ》づけられております。

第一には、「縁起《えんぎ》」*の思想です。人間は他の人々と、相互《そうご》に依存《いそん》しあい、助《たす》けあいながら、生きていく存在です。したがって、他者を犠牲《ぎせい》にして、自分の欲望《よくぼう》を満《み》たしてはならないのです。この観点からも、「クローン人間」の根底《こんてい》にある、自分のために人間を手段化《しゅだんか》する発想《はっそう》そのものに反対です。

ブルジョ　私も会長の意見に深く同意します。西欧《せいおう》の伝統的倫理《でんとうてきりんり》では、カント*の定言命法《ていげんめいほう》*のように、行《おこな》っていい行為とは、どこでも、だれにでも、自分にも行っていいものに限《かぎ》られるのです。

また、ユダヤ・キリスト教の伝統《でんとう》のなかに「自分がなされたくないものを、他の人に行《おこな》ってはならない」という律法《りっぽう》もあります。

池田　みずからを顧《かえり》みることによって他者を慈愛《じあい》する発想《はっそう》は、仏法の黄金律《おうごんりつ》でもありました。「己《おのれ》の欲《ほっ》せざるところを、人に施《ほどこ》すことなかれ」（『論語』）とは、仏法を含《ふく》めて東洋の普遍的倫理《ふへんてきりんり》です。

ブルジョ　ひとたびどこかで人間の手段化《しゅだんか》が行われれば、あらゆるところで、すべての人間を手段化する危険性《きけんせい》が生《しょう》じてきます。

池田　第二に仏法では、人間は、それ自身として尊厳《そんげん》であり、手段化を許《ゆる》さない存在であるととらえます。

仏法では、すべての人間は「仏性《ぶっしょう》」*を内在《ないざい》するゆえに「尊厳」であると主張《しゅちょう》するのです。この「仏性」という無限《むげん》の可能性は、その内発《ないはつ》する自律性《じりつせい》によって、多様《たよう》な姿《すがた》を現《あらわ》します。これを「自体顕照《じたいけんしょう》」*と表現《ひょうげん》しております。

「クローン人間」は、この人間の自律性と多様性を否定《ひてい》するゆえに、「人間の尊厳」に反《はん》するのです。

ブルジョ　その点でも、会長に賛成です。生物学的《せいぶつがくてき》に言えば、人間は、生殖《せいしょく》によって遺伝子《いでんし》が多様《たよう》に組み合わされて、一人一人が、ユニークな存在となるのです。しかし、為政者《いせいしゃ》や大国《たいこく》が、クローニング（クローン個体作製《こたいさくせい》）を用《もち》いて、「望《のぞ》ましい人間像」を国民や他国に押《お》しつけることもできます。「クローン人間」は多様な人間性に反《はん》します。

もう一点、「クローン人間」に反対する理由をあげていいでしょうか。

池田　どうぞ、続けてください。

ブルジョ「クローン人間」は、死から逃《に》げたいという「不死《ふし》」を求める試《こころ》みとの解釈《かいしゃく》もできます。

池田　おっしゃるとおりです。

ブルジョ　フランソワ・ジャコブは、「人間の進化《しんか》」の観点《かんてん》から、人間の「性」と「死」を取り上げています。生殖による再生産こそ人間の多様性を保障《ほしょう》するものであり、また、「死」があるゆえに、限《かぎ》られた地球上の資源《しげん》を、多くの人々が順次《じゅんじ》に利用していける。そこに進化があり、多様な文化、歴史が可能になるというのです。

「クローン人間」には、同じコピーを再生産することによって、人間の進化を止《と》めてしまうという危険《きけん》があります。

池田　博士が指摘《してき》されたように、「クローン人間」は、多様性《たようせい》の否定《ひてい》によって、人類史の進化《しんか》を止《と》めます。同時に、人間にとって「死」とは何か、その意味を問うことにもなります。

ブルジョ　しかし、人類は、これまで多くの危機《きき》を乗り越《こ》えてきました。

池田　私も楽観《らっかん》主義者です。「人間の尊厳《そんげん》」を破壊《はかい》し、「人権《じんけん》」を拒絶《きょぜつ》する「クローン人間」のような逸脱《いつだつ》にも、人類の英知《えいち》は対処《たいしょ》していけると信じています。ユネスコなどの反対宣言《せんげん》も英知の発現《はつげん》と言っていいでしょう。

第二章

健康と調和《ちょうわ》

1　健康の本質について

健康は〝均衡状態《きんこうじょうたい》〟の連鎖《れんさ》活動

池田　ここからは、生死論、心の病《やまい》、生命倫理《りんり》の問題に入っていきたいと思います。

ブルジョ　現代の諸問題を考えるうえで、人間の「生と死」は中心的課題《かだい》の一つだと考えます。この問題について、東西の文明は、それぞれの意見をもっていますが、合意《ごうい》できる面があると思います。

池田　仏法とは「生命の法」であり、ゆえに「健康」「長寿《ちょうじゅ》」という生命の課題は、そのまま仏法の根本課題なのです。

現《げん》に釈尊《しゃくそん》は、医学的観点《かんてん》を大切にしております。仏典《ぶってん》には、当時の世界の最先端《さいせんたん》であったインド医学（アーユル・ヴェーダ医学）*のエッセンスが取り入れられています。後には、仏法のそうした英知《えいち》が結集《けつしゅう》されて、仏法医学という分野も生まれました。仏典《ぶってん》では釈尊《しゃくそん》のことを「大医王《だいいおう》」と呼《よ》んでいます。

ブルジョ　興味深《きょうみぶか》いですね。

池田　まず、一般的な健康の定義《ていぎ》とは、どのようなものかということについて博士にお聞きしたいのですが。

ブルジョ　〝病気をした後では、健康であることがなんとすばらしいことかと思えてくる〟と、モンテーニュ*が書いています。

池田　健康を失《うしな》って初めて健康のすばらしさを実感する――だれでも経験することですね。

ブルジョ　医学的な生命観からすれば、「健康とは病状《びょうじょう》がないこと」と定義されています。われわれは生命が脅威《きょうい》にさらされて初めて生命の価値《かち》を自覚《じかく》するように、健康が害《がい》されそうになって初めて健康のありがたさを知ります。それは、あたかも、日ごろは呼吸《こきゅう》という動作《どうさ》を意識《いしき》しないのに、周囲《しゅうい》の空気が希薄《きはく》になったり、呼吸器官《きかん》に障害《しょうがい》が生じると呼吸できていることが意識にのぼるようなものです。

カントが次のように言っています。「自分が今健康であると感じることはできる。つまり、生命状態《じょうたい》が健全《けんぜん》であるという気分《きぶん》を、自分が今味《いまあじ》わっていると自分が判断《はんだん》することはできる。ところが、果《は》たして本当に自分が健康であるかどうかについては自分で知ることはできない」と。医師の科学的立場からの客観的診断《きゃっかんてきしんだん》と、患《かん》者《じゃ》の実感と隔《へだ》たりがあるのも、このあたりに大きな原因があるようです。

生命の定義《ていぎ》がむずかしいのと同じように、健康の定義もまたむずかしいのです。

池田　そのとおりです。それゆえに、自覚《じかく》がないままに病状《びょうじょう》が進んで手遅《ておく》れになる場合もありますね。それでは、博士ご自身の健康観をお聞かせください。

ブルジョ　本質的には、どこにも病気がないのが健康である、とは断定《だんてい》できません。むしろ、健康とは、崩《くず》れやすい均衡《きんこう》状態と、その均衡状態をいつも確立しておこうとする恒常的《こうじょうてき》なダイナミズムとの間の緊張《きんちょう》状態であるといえます。

人間の歩行《ほこう》を例にとれば、一方の足を前に出すときは身体のバランスを崩すという危険性《きけんせい》があるわけですが、もう一方の足が同様《どうよう》な危険性を経験する前に、前方の足が均衡状態を再度確立するように働《はたら》くのです。このようにして、均衡が崩れそうになるとそれをもち直《なお》そうとする連鎖《れんさ》活動が、健康なのではないでしょうか。

池田　なるほど。健康を決して静的《せいてき》な状態ではなく、動的《どうてき》にとらえていることに共感します。インドの古典《こてん》医学書（『チャラカ・サンヒター』）には「無病《むびょう》はこれ善業《ぜんごう》、利達《りだつ》、愛欲《あいよく》、解脱《げだつ》の根本なり」とあり、無病であることが人生にとって根本であると述べています。しかし、ここでいう「無病」とはたんに病気がないという意味ではありません。つまり、人間の健康は生理的《せいりてき》検査《けんさ》の異常《いじょう》のみで判断《はんだん》されるべきものではなく、人間生命の全体観に立つもの、すなわち、身体だけではなく、精神を含《ふく》めた概念《がいねん》であると思われます。

WHO（世界保健機関《ほけんきかん》）[*]の憲章《けんしょう》にも〝健康とは、完全な肉体的、精神的および社会的に良い状態《じょうたい》であって、たんに病気あるいは病弱《びょうじゃく》でないことだけではない〟とうたわれ、健康の概念が身体に限《かぎ》られるものではなく、精神的ないし社会的なあり方にまでおよんでいることを示しています。

このように、健康の概念を人間存在の全体にまで拡大《かくだい》することについては、どうでしょうか。

ブルジョ　健康を、生命力の充実《じゅうじつ》や、幸福の実現という理想に結《むす》びつける立場があることは理解できます。WHOに見られるような定義《ていぎ》はあらゆるところで受け入れられるようになりましたが、私にとっては、ややナイーブと言わざるをえません。その点、『ブリタニカ小百科事典』の中で、ジョルジョ・カンギレムが示した定義《ていぎ》は現実的です。「人間においては、健康とは、肉体的に、情緒的《じょうちょてき》に、精神的に、社会的に、環境《かんきょう》に対応していく持続能力《じぞくのうりょく》である」と。この定義は、私が述べた、努力《どりょく》と緊張《きんちょう》のダイナミズムを織《お》り込《こ》んでいます。また、健康は、たんに安定《あんてい》した状態《じょうたい》を言うのではないことも暗示《あんじ》しています。

池田　日蓮大聖人は「＊三界之相《さんがいしそう》とは生老病死《しょうろうびょうし》なり」（御書七五三㌻）と示されています。つまり、この現象界《げんしょうかい》の生き物はことごとく生老病死を変転《へんてん》しゆくもので、疾病《しっぺい》も人生のなかの一つの相であることを意味しています。したがって、病気そのものは必《かなら》ずしも人生の敗北《はいぼく》を意味するものではなく、むしろ、それとの対決《たいけつ》を通して、新たな生命の充実《じゅうじつ》を招来《しょうらい》し、人生勝利の凱歌《がいか》をあげることも可能なのです。

　ここには、生命のダイナミズムが示されています。博士の言われる〝均衡《きんこう》状態〟をつねにつくり出していこうとするダイナミズムです。

　また、日蓮大聖人は「病《やまい》によりて道心《どうしん》はをこり候《そうろう》なり」（御書一四八〇㌻）とも述べられています。病気を患《わずら》うことによって、人間は人生の意味を洞察《どうさつ》し、生命の尊厳性《そんげんせい》を学び、いちだんと充実した人生を開拓《かいたく》できるという意味です。病気を克服《こくふく》するプロセスそのものが、心身《しんしん》を鍛《きた》え、より幅《はば》の広い〝均衡状態《きんこうじょうたい》〟をつくり出していくのであり、そこに健康が輝《かがや》いているのではないでしょうか。

環境《かんきょう》に働《はたら》きかける能動性《のうどうせい》

ブルジョ　私が接《せつ》した難病患者《なんびょうかんじゃ》にも、その人自身は決して病気であることを認《みと》めず、病気の現実にみごとに〝適応《てきおう》〟した例があります。これは、彼らにとって〝病気〟ではないのです。

池田　『健康という幻想《げんそう》』（田多井吉之介訳、紀伊國屋書店）の著者《ちょしゃ》でもあり、私も以前に対談したことのあるルネ・デュボス氏*も、健康においては、〝環境への適応性《てきおうせい》〟が重要であると述べています。

その環境への適応性ということに関して言えば、仏法では、生命活動を支《ささ》え、創《そう》造《ぞう》していく力《ちから》のことを「妙《みょう》」と表現《ひょうげん》しています。その「妙」の力には、「蘇生《そせい》」「具《ぐ》足《そく》（円満《えんまん》）」「開《かい》」の三つの意義《いぎ》があるとしています。

「蘇生」は、身体がつねに新しい局面《きょくめん》に対する発動性《はつどうせい》ないし創造性をそなえていることに通じます。「具足《ぐそく》」「円満《えんまん》」は、身体全体をダイナミックに調和《ちょうわ》させるホメオスタシス（恒常性《こうじょうせい》）の働《はたら》きを示す全体性、統一性《とういっせい》をさしています。「開《かい》」は、環境《かんきょう》に対して開かれているという意味で、生命体は、環境に働きかける能動性《のうどうせい》をもっているというのです。

ブルジョ　仏法が人間生命の環境への働きかけを「蘇生《そせい》」「具足」「開」ととらえていることは、大いにすぐれた表現《ひょうげん》であると同感します。生命の進化《しんか》や社会的な変化など、これに類似《るいじ》した表現は見られます。

安定《あんてい》と動乱《どうらん》がたえず繰《く》り返《かえ》されて社会と人間の歴史がつくられていくように、健康もいささか似《に》たところがあるように思えます。病気にかかって熱《ねつ》が出るのも、病気を通じて新たな均衡《きんこう》を構築《こうちく》するための闘病《とうびょう》の証《あかし》とも言えます。しかしながら、こうした類似点も、仏法の知見《ちけん》の深さにはとうていおよばないでしょう。

池田　環境との関連性を論じあってきたわけですが、一方、遺伝学《いでんがく》では、健康と病気をどのようにとらえているのでしょうか。

ブルジョ　遺伝学では、病気は個々の生物《せいぶつ》の「中枢《ちゅうすう》」にあるという、きわめて「内部的な」原因論を主張《しゅちょう》します。そこに遺伝的な「欠陥《けっかん》」「変異《へんい》」「障害《しょうがい》」があるから病気になるという見方《みかた》です。

ここに述べた言葉を裏返《うらがえ》せば、そこには「完全なもの」「何かの基準《きじゅん》」といった観念《かんねん》を言外《げんがい》に示唆《しさ》していることがわかります。しかし、ではその「正常《せいじょう》」な状態《じょうたい》はどのようなものかというと、明確な定義《ていぎ》がされたこともありませんし、そうしようとしてもできないことは明らかです。あったとしても統計的《とうけいてき》なもので、特定《とくてい》の実在《じつざい》する個人を考慮《こうりょ》に入れているわけではありません。

また、理想的な「正常」状態という考え方もありますが、それは非現実的《ひげんじつてき》です。そのような説明があるかないかとは関係なく、「正常」状態とは「正しい状態」としか言いようがありません。

池田　そうした漠然《ばくぜん》とした「正常」という基準が、悪用《あくよう》されると、人間への差別《さべつ》が助長《じょちょう》されることにもなりかねませんね。

ブルジョ　そうです。

私は現在、変異《へんい》、身体障害《しんたいしょうがい》、遺伝性《いでんせい》の病気といった概念《がいねん》の用《もち》い方に焦点《しょうてん》を当てた研究を行《おこな》っているところです。遺伝学そのものについての理解不足や、病気と遺伝子、あるいは遺伝子と個人との関連性についての理解不足から、特定住民に対する非難《ひなん》や差別的振《さべつてきふ》る舞《ま》いなどを生む危険性《きけんせい》があります。

健康と病気、身体障害《しんたいしょうがい》と無力《むりょく》、変則《へんそく》と異常《いじょう》、さらにその中間《ちゅうかん》にあるさまざまな状態《じょうたい》についての理解を深めることが、きわめて重要となります。

2 健康と病気

「健病不二《けんびょうふに》」と「内《うち》なる治癒力《ちゆりょく》」

池田　博士のおっしゃるとおりです。

ところで、今まで、博士ご自身は病気をされたことはありますか。

ブルジョ　私自身はありません。しかし、若いころに兄の大病《たいびょう》を間接的に体験しました。私が四歳のときで、兄は九歳でした。田舎《いなか》のほうに行《い》って、生《なま》の牛乳《ぎゅうにゅう》を飲《の》んだのです。私がまず発熱《はつねつ》し、数日後に兄も熱を出しました。当時、*小児《しょうに》マヒが流行《りゅう》《こう》していました。それで、もしかして、小児マヒにかかっているのではないかと、医師を呼《よ》びました。私は熱がひきましたが、兄のほうは、熱がどんどん上がっていきました。実際に、小児マヒだったのです。

兄は、五年間の入院《にゅういん》生活を強《し》いられました。そして、五十五歳で亡《な》くなるまで、松葉杖《まつばづえ》で歩かなければならなくなったのです。

池田　昔は、小児《しように》マヒのワクチンも普及《ふきゆう》していなかったですから……。博士は、お兄さまとともに、〝病苦《びようく》〟を体験されたのですね。

ブルジョ　長い間、私は罪悪感《ざいあくかん》を感じていました。もしかして、私が兄に感染《かんせん》させたのではないかと。たとえば、私には対抗《たいこう》するだけの体力《たいりよく》があったのに対して、兄にはなかった。だから、もしかして、兄に感染させたのではないかと。

池田　どのようにして、その罪悪感を克服《こくふく》されたのですか。

ブルジョ　私の健康は、本当にすばらしい贈り物《おくりもの》だというふうに感謝しています。兄がそういう健康を噛《か》みしめることができなかったことで、私は人々の人生の手助《てだす》けをするという責任感を感じるようになったのです。

今は兄に悪いことをしたという罪悪感はありませんが、もっと一般的な意味で、彼のように苦《くる》しんでいる人に対して、私は責任を感じます。

池田　博士のお話を聞いていて、仏典《ぶつてん》に説《と》かれる、ある有名な話を思い出します。＊維摩詰《ゆいまきつ》という＊大乗《だいじよう》の菩薩《ぼさつ》の話です。この菩薩は、自分は健康なのですが、衆生《しゆじよう》の病気に同苦《どうく》して、みずから病気の姿《すがた》を見せるという話です。仏典では、釈尊《しやくそん》が維摩詰の病気見舞《みま》いに行くように勧《すす》めるのですが、*舎利弗《しゃりほつ》と*阿難《あなん》という*声聞《しょうもん》は尻込《しりご》みして、行こうとしません。とうとう菩薩《ぼさつ》の代表である*文殊《もんじゅ》菩薩が、維摩詰《ゆいまきつ》の病室《びょうしつ》を訪《おとず》れるのです。*二乗《にじょう》も他の菩薩もついていく。そこで、文殊と維摩詰の〝病気問答《もんどう》〟が開始されるのです。

文殊――「あなたの病気は何ですか」

維摩詰――「衆生《しゅじょう》が病《や》んでいるから、私も病むのです」「衆生の病気が癒《い》やされれば、私の病気も治《なお》ります」

衆生の一切《いっさい》の病苦《びょうく》を引き受ける大いなる〝責任感〟のゆえに、みずからも病むという意味です。博士の〝責任感〟は、まさに、仏法の慈悲《じひ》に通じています。

仏法では、「健病不二《けんびょうふに》」と表現《ひょうげん》しています。自己と他者の病苦との闘《たたか》いのまっただなかに、人間としての輝《かがや》く健康体を創出《そうしゅつ》していこうとするのです。

ブルジョ　池田会長が「健病不二」という表現を用《もち》いられて、両者の不可分性《ふかぶんせい》を指摘《してき》されたことに同感です。

池田　近年、分子《ぶんし》生物学《せいぶつがく》やバイオテクノロジーの分野における進歩はめざましいものがあります。さまざまな物質が発見され、さらに人工的《じんこうてき》にも多くの合成物質《ごうせい》がつくり出されるようになりました。そのなかの多くの物質が、病気の治療《ちりょう》などに応《おう》用《よう》され、すばらしい成果《せいか》をあげております。
その成果について興味深《きょうみぶか》いのは、インスリン（膵臓《すいぞう》から発《はっ》せられるホルモン、糖尿病《とうにょうびょう》の治療などに用《もち》いられる）やモルヒネ（麻酔《ますい》などに使われる薬《くすり》）といったこれらの物質は、本来、私たちの身体の中にあって、しぜんのうちに病気を予防しているという事実です。つまり、これらの物質は、健全《けんぜん》なる身体が本来、十分に有《ゆう》する「自然の妙薬《みょうやく》」であるとも表現《ひょうげん》できましょう。
ブルジョ　宇宙《うちゅう》や生命がそなえている力《ちから》は、まさに想像《そうぞう》を超《こ》えたものです。その能力《のうりょく》は〝奇蹟《きせき》〟としか言いようがありません。
その宇宙の運行《うんこう》を私は「ゲーム」と呼《よ》びますが、これもプラス面だけで成《な》り立《た》っているものではありません。破局《はきょく》も欠《か》かせないのです。火山《かざん》の噴火《ふんか》、台風《たいふう》、津波《つなみ》などの被害《ひがい》などがその例です。
池田　たしかに、生命には、表層的《ひょうそうてき》にはマイナスの側面《そくめん》もそなえています。
ブルジョ　人間の中にみずからを再活性化《さいかっせいか》させる治癒力《ちゆりょく》があることを指摘《してき》するのであれば、逆《ぎゃく》に破壊《はかい》する力があることも言わなければなりません。インスリンの過《か》多《た》、不足といった事例《じれい》はその一つでしょう。自然の偉大《いだい》さを認知《にんち》するとともに、その不足分も、いかにして補足《ほそく》するのか、その軌道修正《きどうしゅうせい》をするためにも、「ゲーム」のルールをどのように扱《あつか》っていくべきかを知っておく必要があるのです。

池田　そうですね。過多《かた》になれば副作用《ふくさよう》が生《しょう》じます。逆《ぎゃく》に不足していては、症状《しょうじょう》を好転《こうてん》させることはできません。

また、人間を外敵《がいてき》から守るべき免疫系《めんえきけい》の働《はたら》きが過度《かど》に反応《はんのう》してしまうことによって、身体に異常《いじょう》をきたすようになる*「自己免疫性疾患《しっかん》」も問題になっています。バセドー病《びょう》、重症筋無力症《じゅうしょうきんむりょくしょう》など「難病《なんびょう》」に指定《してい》される病気の多くが、自己免疫病とされています。

私たちは、生命自身のもっている働き、物質についてまだまだ知らないことが多いのはたしかです。そのため、何が過多なのか、何が不足なのかについても、一断《いちだん》面《めん》だけではなく、生命の多様《たよう》な側面《そくめん》から見ていかなければならないでしょう。

生命のもつ本来の治癒力《ちゆりょく》をどのように発揮《はっき》させていくかについての〝ルール〟を、さらに解明《かいめい》することが大切ですね。

ブルジョ　人間の内《うち》なる治癒力を応用《おうよう》した治療《ちりょう》や投薬《とうやく》は効果《こうか》がある一方で、副作用があることも事実です。有機体《ゆうきたい》としての人体《じんたい》の内部で起きている複雑《ふくざつ》きわまる相《そう》互作用《ごさよう》と、外部環境《かんきょう》と人間との相互作用には、私たちの推量《すいりょう》を超《こ》えるものがありま す。＊生体臨床医学《せいたいりんしょう》に、人間の内《うち》なる治癒力《ちゆりょく》を応用《おうよう》する手法《しゅほう》を持ち込《こ》むことには、ある程度《ていど》のリスクをともないます。

ただ、「自然」と「作為《さくい》」との間に、新しい形の均衡《きんこう》と関係性をつくり出そうとする研究が試《こころ》みられており、その将来性《しょうらいせい》にはかなり期待がもてます。たとえば、現在、人間がつくりだすインスリンの体内《たいない》生産量のテンポが遅《おそ》い場合、インスリンの注射《ちゅうしゃ》を打って、有機体外《たいがい》でインスリンを増殖《ぞうしょく》させることができるようになっています。このような進歩は、会長がおっしゃる、人間の内なる治癒力を生かしたものといえましょう。

良い行為《こうい》には必《かなら》ず良い報《むく》いが

池田　それに付随《ふずい》して、栄養《えいよう》について、質問をさせていただきます。

ズバリ、頭のよくなる食べ物というのはありますか（笑い）。かつて、現代化学の父であり、ビタミンCの研究でも有名なアメリカのポーリング博士に、*「頭のよくなる薬《くすり》はありますか」と、うかがったところ、困《こま》った顔をされたことがあります（笑い）。学問的に「こうだ」という結論でなく、示唆《しさ》でけっこうです。

ブルジョ　いや、私は栄養士《えいようし》ではありませんから、何ともお答えのしようもありませんが、私の妻はその方面の専門家です。その妻から以前に、子どもが朝食をとらないと、学校での勉強や活動が十分にできないと聞いたことがあります。ですから二十年前、モントリオールでは、「子どもが朝食をとれるようにする」ための対策がありました。

池田　教育者のフレーベル*は『人間の教育』の中で「食料や食品によって、子どもは、怠惰《たいだ》にも、勤勉《きんべん》にも、因循《いんじゅん》にも、快活《かいかつ》にも、遅鈍《ちどん》にも、敏活《びんかつ》にも、無力《むりょく》にも、旺盛《おうせい》にも、なりうる」（荒井武訳、岩波文庫）と言っています。

ところが、日本では、朝食をとらない子ども、朝食をとれない子どもがふえていると言います。

ブルジョ　脳細胞《のうさいぼう》への栄養が不足すると、脳細胞が永久《えいきゅう》に破壊《はかい》されてしまうことはわかっています。

このように、知性と食物についてのマイナスの関係性は証明《しょうめい》されているのですが、私の知るかぎり、プラスの関係性は立証《りっしょう》されていません。

池田　脳科学《のうかがく》や栄養学《えいようがく》の実証的《じっしょうてき》な研究が待《ま》たれるところですね。ところで、博士自身が実践《じっせん》しておられる健康法はありますか。

ブルジョ　高校時代に、スポーツを一切《いっさい》やらないで、本ばかり読んでいたので、教師から言われたのは、「気をつけろ。木曜日までに死ぬぞ」と。(笑い)

その私も、もう六十歳を過ぎました。予言《よげん》や予知《よち》といったものを、くつがえしたいという天邪鬼《あまのじゃく》なところが幸《さいわ》いしたかもしれません。(笑い)

母からは、「おまえは、すばらしい批判《ひはん》の精神を発達させている。たとえば、おまえがもし川に落ちて溺《おぼ》れたとしたら、おまえの死体《したい》を下流《かりゅう》のほうじゃなくて、上流《じょうりゅう》の方へ行《い》って探《さが》す」と。(笑い)

もちろん、これはまじめな話題《わだい》ですが(笑い)。それ以来、私は、二つだけ、健康のために心がけていることがあります。

池田　読者のためにも、ぜひお聞きしたいと思います。

ブルジョ　その一つは、問題を積極的《せっきょくてき》に解決《かいけつ》していくということ。たとえば、一つの問題を乗り越《こ》えていくというか、要《よう》するに、一つの問題を仮《かり》にベストではないにしても、ともかく解決《かいけつ》していこうとする。そして、自分が解決した後は悩《なや》まない、忘《わす》れる。過去にとらわれない。

池田　仏典《ぶってん》（『ダンマパダ』）で、釈尊《しゃくそん》は、善悪《ぜんあく》の判断《はんだん》について説《と》いています。

「もしも或《あ》る行為《こうい》をしたのちに、それを後悔《こうかい》して、顔に涙《なみだ》を流して泣《な》きながら、その報《むく》いを受けるならば、その行為をしたことは善《よ》くない。

もしも或る行為をしたのちに、それを後悔しないで、嬉《うれ》しく喜んで、その報いを受けるならば、その行為をしたことは善い」（『ブッダの真理《しんり》のことば　感興のことば』中村元訳、岩波文庫）ことである。

仏法は、主体的、精神的に生きることを重視《じゅうし》します。良い行為をすれば、必《かなら》ず良い報いがある——それが仏法の〝因果律《いんがりつ》〟です。

それを信じて、過去にとらわれず、良い行為を決然《けつぜん》として実行する。博士の生き方は、仏法者の行為と軌《き》を一《いつ》にするようです。みごとな〝心の健康法〟です。

ブルジョ　第二は、よく散歩《さんぽ》します。一日に、少なくとも三十分は散歩していま す。エレベーターがあっても、階段《かいだん》は歩いて上《のぼ》ります。本当に単純《たんじゅん》なことだと思いますが。それと、バランスのある栄養《えいよう》をとるように心がけています。

しかし、基本的には遺伝的《いでんてき》なものがあるのではないでしょうか。それぞれの人間の生き方や人生観までが遺伝子に支配《しはい》されているわけではありませんが、健康であるということは、多分《たぶん》に遺伝的なものによると思います。

3　環境《かんきょう》との調和《ちょうわ》

病気の起こる六つの原因

池田　さて、仏法では、食生活や小児《しょうに》マヒなどのウイルスや心の病《やまい》、遺伝《いでん》の問題まで含《ふく》めて、中国の＊天台大師《てんだいだいし》が、人間の病気の起こる原因を六つの角度から総合的に述べています。

第一に、「四大《しだい》が不順《ふじゅん》で、調和しないゆえに病《や》む」。仏法では、「地《ち》・水《すい》・火《か》・風《ふう》」の「四大」が仮《かり》に和合《わごう》し、人間の身体を構成《こうせい》していると考えます。〝四大仮《け》和合〟と言います。四大とは、性質の異《こと》なる四種類の要素《ようそ》をさします。

この四大の調和が乱《みだ》れることによって、病気を引き起こすというのです。たとえば、気候《きこう》の不順などの外界《がいかい》の変化に適応《てきおう》できず、四大で構成されている身体の調和が乱れることです。

第二に、「飲食《おんじき》の不節制《ふせっせい》のゆえに病《や》む」。食生活の乱《みだ》れのことです。

第三に、「座禅《ざぜん》が調《ととの》わないゆえに病む」。つまり、生活のリズムの乱れ。睡眠《すいみん》不足、運動不足も入るでしょう。

第四に、「鬼《き》が便《たよ》りを得《う》るゆえに病む」。「鬼」とは、現代的に言えば、外界《がいかい》から侵入《しんにゅう》してくる細菌《さいきん》やウイルス、さらに精神的なストレスも含《ふく》まれます。

第五に、「魔《ま》の所為《しょい》」。生命に内在《ないざい》する衝動《しょうどう》や、欲望《よくぼう》などが心身《しんしん》の正常《せいじょう》な働《はたら》きを混《こん》乱《らん》させることです。仏法では、「心の病《やまい》」の主因《しゅいん》を瞋恚《しんに》（怒《いか》り）や貪欲《とんよく》（貪《むさぼ》り）などの煩悩《ぼんのう》に求めております。

第六に「業《ごう》の起こるがゆえに病む」。仏法やインドの宗教では、生命は、過去・現在・未来へと「輪廻《りんね》」していくととらえています。その「輪廻」の主体が「業」のエネルギーです。これは、〝潜在的《せんざいてき》生命エネルギー〟と言えましょう。

したがって、肉体的にも精神的にも、遺伝的《いでんてき》なものは、過去からの業の反映《はんえい》であるととらえるのです。

その〝生命エネルギー〟の歪《ゆが》みのなかに、病気を引き起こす要因《よういん》があるという視《し》点《てん》です。この視点は、仏法独自《どくじ》のものと言えましょう。

ブルジョ　私は仏法について、本当にわずかな知識しかもっていません。教えていただいて感謝します。

「依正不二《えしょうふに》」と、環境《かんきょう》との調和《ちょうわ》・共存《きょうそん》

池田　偉大《いだい》な人は謙虚《けんきょ》です。博士が仏法についても、深い見識《けんしき》をお持ちであることはよく存じております。

さて天台《てんだい》の立てた病気の要因《よういん》の分析《ぶんせき》のうちで、ここでは「四大不順《しだいふじゅん》」として表されている生体《せいたい》と環境との関連性について、論を深めたいと思います。

日蓮大聖人は環境と人間生命との関係性について、「夫十方《それじっぽう》は依報《えほう》なり・衆生《しゅじょう》は正報《しょうほう》なり譬《たと》へば依報は影《かげ》のごとし正報は体《たい》のごとし・身なくば影なし正報なくば依報なし・又《また》正報をば依報をもつて此《こ》れをつくる」（御書一一四〇ジペー）と述べています。

つまり、環境（依報）と生命主体（正報）は相互《そうご》に影響《えいきょう》しあいつつも、その基底《きてい》においては、一体《いったい》であることを示されているのです。仏法では「依正不二」の法理《ほうり》と呼《よ》んでいます。

ブルジョ　なるほど。

池田　人間の身体は、長い進化《しんか》のプロセスのなかで、環境《かんきょう》への適応《てきおう》を繰《く》り返《かえ》しながら、「内部環境」を調節《ちょうせつ》する機能《きのう》を獲得《かくとく》してきました。ところが、今や、現代科学文明で問題化している「環境破壊《はかい》」は、まさに人間が適応機能をもっていない物質状況《じょうきょう》にさらされているところに本質があるように思うのです。今や人類は、「依《え》正不二《しょうふに》」の法理《ほうり》にのっとって、地球生態系《せいたいけい》としての環境との調和《ちょうわ》、共存《きょうそん》を創出《そうしゅつ》しなければ、人類のみならず地球上の生物《せいぶつ》の危機《きき》をもたらすと思います。

このような時にあたり、博士は、地球環境とのダイナミックな調和を維持《いじ》し、人類が健全《けんぜん》な生を享受《きょうじゅ》するためにはどうすべきであるとお考えですか。

ブルジョ　この問題は、将来《しょうらい》も、われわれ子孫《しそん》にとって重要なテーマであり続けるでしょう。環境の悪化《あっか》は、生態学的にも、また社会、文化、政治的にいっても、人間にとってストレスの原因となり、健康の悪化にもつながります。逆《ぎゃく》に、環境の改善《かいぜん》は、人間生活の質と健康の向上《こうじょう》につながると思います。

私自身、この問題については、自己満足的《まんぞくてき》な楽観論《らっかんろん》や暗《くら》い見通しの悲観論《ひかんろん》に与《くみ》するものではありません。むしろ現実的な選択《せんたく》は、その中間《ちゅうかん》にあるのではないかと思います。「人間による自然への介入《かいにゅう》」を可能にした新たな科学技術の進歩は、そのこと自体に脅威《きょうい》が感じられるものの、人々の健康を脅《おびや》かす自然の「質」の改善《かいぜん》に希望をつなぐという意味で、人類にとって新しい経験であり、現代の特徴《とくちょう》といえます。「人間による自然への介入」は、希望と脅威の両面をあわせもっていると私は思います。

開発には「責任」の意識《いしき》が不可欠《ふかけつ》

池田　科学技術の進歩の一つの究極《きゅうきょく》に、核《かく》エネルギーの解放《かいほう》があります。その平和利用の側面《そくめん》においても、多くの深刻《しんこく》な環境汚染《かんきょうおせん》が起きております。なかでも、一九八六年に起きた旧ソ連におけるチェルノブイリ原発《げんぱつ》事故は、直接的な放射能《ほうしゃのう》以外にも、水質《すいしつ》汚染、農作物《のうさくもつ》の汚染など、周辺《しゅうへん》各国を巻《ま》き込《こ》む大事故となりました。世界的に大型原子力発電所《げんしりょくはつでんしょ》や核エネルギー施設《しせつ》の建設が行《おこな》われていますが、環境汚染の可能性は、国家、地球レベルでの危機《きき》意識を起こし、多彩《たさい》な議論が繰《く》り広《ひろ》げられてきました。

当局《とうきょく》や専門家は、根拠《こんきょ》のない恐怖心《きょうふしん》を捨《す》てて、理性的《りせいてき》な判断《はんだん》にゆだねるように主《しゅ》張《ちょう》してきたものの、チェルノブイリのような事故が発生《はっせい》しました。この悲劇《ひげき》を最小《さいしょう》限度《げんど》のものにしようと努力《どりょく》はされていますが、広範囲《こうはんい》で環境汚染《かんきょうおせん》があったことは明《めい》白《はく》になっています。

カナダでは、核《かく》エネルギーの開発はどのように扱《あつか》われていますか。

ブルジョ　わが国では、水力発電《すいりょくはつでん》の資源《しげん》が豊富《ほうふ》で、原子力《げんしりょく》発電所の建設はごくわずかにとどまっています。が、それでも、事故がまったくないわけではありません。幸《さいわ》いに、今までのところ、いずれも小さな事故ですんでいますが。

私は、原子エネルギーに関するさまざまな議論を聞く機会《きかい》をもちました。しかし目下《もっか》のところ、それぞれに百パーセントの信頼《しんらい》がおけません。

核エネルギーの利用には、利点もあるが、リスクも避《さ》けられないのは否定《ひてい》できない事実です。

池田　日本の原発《げんぱつ》事故では、最近では、*動燃《どうねん》の爆発《ばくはつ》事故が大問題となりました。とくに、事故を組織ぐるみで隠《かく》したことは、市民に不信をいだかせ、各方面で批判《ひはん》されました。こうした無責任体質《むせきにんたいしつ》は絶対《ぜったい》に許《ゆる》されないことです。大切なのは、エネルギーを運用《うんよう》する責任の明確化と、運営の透明化《とうめいか》ではないでしょうか。
ブルジョ　どのような目的で利用するのであれ、厳格《げんかく》な枠組《わくぐ》みを設定して、その範囲《はんい》で利用することを〝絶対《ぜったい》条件〟とすべきです。そうでなければやめるべきです。
池田　私も、全面的に賛成です。
ブルジョ　行為《こうい》に責任をもつということは、危険性《きけんせい》が存在することを明確に認識《にんしき》し、それを完全に抑制《よくせい》することが不可能であれば、最小限度《さいしょうげんど》に抑《おさ》えるための適切《てきせつ》な手段《しゅだん》を講《こう》じることです。
池田　環境《かんきょう》問題においては、「責任」の意識《いしき》こそが非常に大切になってきます。
ブルジョ　そうです。「責任の倫理《りんり》」については、「世代間の関係」も、その重要な主題《しゅだい》の一つであることを付け加《くわ》えておきます。
池田　つまり、今の世代の利益のために、将来《しょうらい》の世代が苦《くる》しむ環境破壊《はかい》を進めてはならないということですね。
世代間の関係が話題《わだい》にあがりましたが、地域間の対立も問題になっています。一九九二年、「国連環境開発会議」がブラジルで開催《かいさい》されましたが、南北間の対立が環境保全《ほぜん》に大きな障害《しょうがい》となっていますね。

ブルジョ　原子力発電《げんしりょくはつでん》だけにとどまらず、この数年間の産業開発の進め方には疑《ぎ》念《ねん》をいだかせるものが目立ってきています。それらを中止《ちゅうし》したり変更《へんこう》したりするどころか、途上国《とじょうこく》へ輸出《ゆしゅつ》し、相手国の発展のためにという名目《めいもく》で正当化《せいとうか》する国際的企《き》業《ぎょう》もあります。

〝北〟の先進国では厳格化《げんかくか》する規制《きせい》のもとでは、とうてい許可《きょか》されないような生産方法や技術が、世界経済の論理や企業のリストラのために、〝南〟へ輸出されて、環境汚染《かんきょうおせん》が広がっています。

池田　たとえば、フィリピン、タイ、マレーシアといった東南アジアの木材輸出国では熱帯《ねったい》雨林《りん》の荒廃《こうはい》が問題となっていますが、この原因の一つとして、一九六〇年代に始まったわが国の木材自由化による行き過ぎた森林伐採《しんりんばっさい》が大きくかかわっています。

さらに、今日の汚染は、もはや一国にとどまらず、国境《こっきょう》を越《こ》えて、地球全体にまで拡大《かくだい》しています。

たとえば、カナダが接《せっ》している北極圏《ほっきょくけん》では、オゾン層《そう》の破《は》壊《かい》が問題になっていますね。北極圏のオゾン層の破壊は、地球全体の紫外線《しがいせん》の増加につながり、人体《じんたい》や農《のう》作物《さくもつ》への大きな被害《ひがい》をおよぼします。そのため、オゾン層破壊《そうはかい》の原因となっているフロンガスを発《はっ》する主要《しゅよう》な器材《きざい》を、世界各国が共同歩調《ほちょう》をとって製造中止《せいぞうちゅうし》へ向かうようになりました。このことは、限《かぎ》られた国々の対応だけでは、もはや〝地球的問題群《ぐん》〟を解決《かいけつ》しえないことを示しています。

ブルジョ　カナダでは今、オゾン層の破壊による皮膚《ひふ》ガンが問題化してきて、市民の恐怖《きょうふ》は高まっています。地球の温暖化《おんだんか》とその影響《えいきょう》に対する関心も高まっています。だからといって、一般の行動様式《ようしき》はそれほど変わったとは思えません。

池田　美しい湖と雄大《ゆうだい》な森林《しんりん》をもち、世界的にすばらしい自然環境《かんきょう》でカナダは知られていますが、貴国《きこく》が〝地球的問題群〟で果《は》たす国際的な役割については、どのようにお考えですか。

ブルジョ　メディアがこの問題を取り上げ、環境問題を訴《うった》える数々《かずかず》の催《もよお》しによって、環境汚染《おせん》に関する一般意識《いしき》はかつてない水準《すいじゅん》まで高まっています。現状《げんじょう》を変えることができるかもしれない可能性が芽生《めば》えてきたことはたしかです。

事実、一九八九年の世論調査《ちょうさ》によれば、カナダ人にとって、「環境条件の相互作用《そうごさよう》」が、他の問題をぬいて最大の関心事であるという結果が出ました。

「持続的開発《じぞくてき》」のための〝環境倫理《かんきょうりんり》〟

池田　日本でも、環境問題への意識《いしき》は少しずつですが高まってきています。とくに、ゴミ処理《しょり》から排出《はいしゅつ》される化学物質による人体《じんたい》の影響《えいきょう》については、深く興味《きょうみ》がもたれており、ある調査《ちょうさ》によると、「環境ホルモン」という言葉を八割の人が知っているという結果が出ました。このほかにも、一九九七年、京都で「『気候変動枠組《きこうへんどうわくぐ》み条約』第三回締約国《ていやくこく》会議」が開かれたこともあって、二酸化炭素《にさんかたんそ》の排出規制《きせい》の問題などグローバルな話題《わだい》にも、意識が高まりつつあります。これなども、メディアが取り上げた影響が大きいのでしょう。

ところで、現今《げんこん》、国連をはじめ、多くの環境関係者の間でのキーワードとして〝持続的開発〟があげられておりますね。

ブルジョ　一九八七年、ノルウェーのブルントラント＊首相《しゅしょう》が主宰《しゅさい》する「環境と開発に関する世界委員会」が、国連総会に対して『われら共有《きょうゆう》の未来』という、まさに当《とう》を得《え》た題名の報告書を提出《ていしゅつ》しました。開発の支援者《しえんしゃ》と環境保護《ほご》を支援する人たちとの間の調停《ちょうてい》を試《こころ》みた報告者は、総体的《そうたいてき》な、全地球的な視野《しや》に立った〝妥協案《だきょうあん》〟として「持続的開発《じぞくてき》」という概念《がいねん》を提案《ていあん》しました。

これは、一九七二年のストックホルムで開かれた国連人間環境《かんきょう》会議で出された『たった一つの地球（Only One Earth）』（バーバラ・ウォードとルネ・デュボスの共著、一九七二年）に出てくるもので、とくに目新しいものではありませんでした。地球の有限《ゆうげん》な資源《しげん》を使いきってしまわないように、つねに再生《さいせい》が可能なように用《もち》いていくべきであるという指摘《してき》です。いずれにせよ、ブルントラント委員会は、このような指向性《しこうせい》を広める役割を担《にな》うことになったわけです。

その役割には現世代《げんせだい》と次世代《じせだい》の人たちが連帯《れんたい》して公平《こうへい》に等《ひと》しくその義務《ぎむ》を果《は》たしていく必要があることをはっきりと訴《うった》えること、現在、武器《ぶき》に投資《とうし》されている金額《きんがく》（年間十億ドル以上）を「持続的開発」のために転用《てんよう》することを提案することで、固い決意でそれを実行すれば、目的の実現が可能であることを明示《めいじ》することが含《ふく》まれていて、さらに開発の要望《ようぼう》と環境の質の保護《ほご》を「持続的に」調和《ちょうわ》させる以外に、未来は開けないことを強く訴えて、それが国々と次世代間の連帯によってのみ可能であることを強調《きょうちょう》することでした。

池田　「持続的《じぞくてき》開発」のための人間自身の変革《へんかく》の機軸《きじく》となる〝環境倫理《かんきょうりんり》〟について、私は次のように考えております。

まず第一に、〝環境倫理〟の大前提《だいぜんてい》として、〝生命の尊厳《そんげん》〟の理念から、非暴力《ひぼうりょく》・平和の倫理を実践《じっせん》することです。非暴力の世界を創出《そうしゅつ》する努力《どりょく》のなかから、戦争や武器《ぶき》に投入《とうにゅう》している巨大《きょだい》な資金《しきん》を環境保全《ほぜん》にまわすことが可能になります。

そのうえで第二に、あくまでも地球環境とは「有限《ゆうげん》」なもので、その「有限」な環境のもとで生きていくための倫理が必要になると思います。先進諸国に見られるような貪欲《どんよく》に突《つ》き動かされた「浪費型《ろうひがた》」のライフスタイルを、欲望《よくぼう》をコントロールする生き方へと転換《てんかん》していくことです。

第三には、現在生きている人間のことだけではなく、将来《しょうらい》の世代を含《ふく》めた行動を考える倫理でなくてはならないことです。たとえば、経済そのもののあり方も、「循環型経済《じゅんかんがたけいざい》」へと組《く》み替《か》えなければ、将来の世代までも含めた環境保全とはなりません。

ブルジョ　「持続可能な開発」の実践は、どのような倫理に基《もと》づくべきでしょうか。

まず、われわれの視点《してん》と行動様式《ようしき》の大転換《だいてんかん》が要求されます。現実の一時点だけの断面《だんめん》や傾向性《けいこうせい》をとらえるこれまでの思考《しこう》形式をやめて、ものごとを体系的《たいけいてき》にとらえるようにすべきです。それぞれの仕事や責任の差異《さい》を尊重《そんちょう》しつつ、その上で連帯的《れんたいてき》行動をとることを学ばなくてはなりません。

池田　どのような立場の異《こと》なる人たちとも、グローバルな視点で連帯するというのは、私たちSGIのめざすべき姿《すがた》でもあります。

ブルジョ　断面的な切《き》り口《くち》で思考することで、科学は進歩してきましたが、これから先は、現実の複雑《ふくざつ》な様相《ようそう》を把握《はあく》する思考方法が要求されます。そうしてこそ、将来《しょうらい》の科学の進歩も約束《やくそく》されます。

先ほど、会長が指摘《してき》されたように、資源の限界《げんかい》をわきまえる必要があります。生態系《せいたいけい》を損《そこ》なわないように、資源の利用を限《かぎ》ることです。そのためには、熟慮熟考《じゆくりよじゆつこう》を重《かさ》ねたうえで、利用できる資源《しげん》の限度《げんど》を明確に定《さだ》めることです。

われわれの選択《せんたく》は、他の生物《せいぶつ》や環境《かんきよう》や自然との「共生《きようせい》」しかありません。各自が異なる責任を分担《ぶんたん》し、協力して相乗効果《そうじようこうか》を実現できるのがわれわれの世界です。

池田　他の生物との〝共生〟から四番目の環境倫理《りんり》として、人間だけではなく、動植物《どうしょくぶつ》などの生き物の〝生存権《せいぞんけん》〟を認《みと》めるような倫理《りんり》が大切になってきます。そして、人間と環境《かんきょう》との「共生《きょうせい》」を説《と》く哲学《てつがく》・思想を自己自身のものとする環境教育が、必要となってくるのではないかと思います。

ブルジョ　「環境教育」はわれわれにとって共通の関心事であります。責任感を倫理の次元《じげん》に昇華《しょうか》させるのは教育の仕事であり、それを実現しなければ「責任をもって」現代を次代《じだい》へと橋渡《はしわた》しすることはできません。

この点については、会長にも、ご同意いただけるものと確信しています。技術開発の抑制《よくせい》は、短期的にも長期的にも、倫理を別にして考えることはできませんし、教育から切《き》り離《はな》して論じることもできません。

4　生涯《しょうがい》青春の生き方

「今を有意義《ゆうぃぎ》に」という生き方

ブルジョ　かつて西洋の社会は、ユダヤ教、キリスト教の影響《えいきょう》により、社会のすみずみまで宗教的な表現《ひょうげん》がなされてきました。

死後《しご》の生命についても、昔は皆、それを信じ、口《くち》に出して語っていました。今は、多くの人が、死後の世界があるのかどうかわからないけれども、ともかく「今を大切にしていこう」「今を楽しく、有意義に生きていこう」と思うようになりました。

池田　〝今〟という時間を一生懸命《いっしょうけんめい》に生きぬくことは大切です。しかし、未来のために現在があるという視点《してん》が失《うしな》われると、快楽《かいらく》主義におちいってしまう危険性《きけんせい》をはらんでいるとも思われます。

ブルジョ　そのとおりです。

西洋は伝統的《でんとうてき》な車社会です。今は、ずいぶん多くの日本車が〝占領《せんりょう》〟していま

す。（笑い）

人間の身体を複雑《ふくざつ》な機械《きかい》である車にたとえることもできるでしょう。しかし車であれば、買《か》うときに保証《ほしょう》がついていて故障《こしょう》があれば修理《しゅうり》に出せます。

人間の身体は、そうはいきません。「どうしてこんな身体に生まれたのだろう？」「もっといい身体に生まれたかった」と言っても、車のように修理に出して部品《ぶひん》をとりかえたりするわけにはいきません。

池田　よくわかるたとえです。

仏法では、天台大師《てんだいだいし》のあげた病《やまい》の要因《よういん》の一つに「業《ごう》の起こるがゆえの病」がありました。病気や障害《しょうがい》のなかには、生命深層《しんそう》の業の次元《じげん》まで掘《ほ》り下《さ》げて考えることを主張《しゅちょう》しております。

ところで、一神教《いっしんきょう》では、神が人間をつくった、という考えをします。しかし、世の中には、さまざまなハンディをもって生まれてくる人がいます。神がすべてをつくったのなら、どうしてこうしたことがあるのか。これに対して、これまでさまざまな説明がなされてきていることはよく承知《しょうち》しておりますが、それでも、こうした

疑問《ぎもん》が残《のこ》るように思われます。

また、現代人の「今世《こんぜ》を、悔《く》いなく生きていこう」「立派《りっぱ》に、価値的《かちてき》に生きていこう」という願いの源泉《げんせん》には、深層意識《しんそういしき》で〝永遠性《えいえんせい》〟を志向《しこう》しているとは考えられないでしょうか。

生命が今世だけであれば、論理的には、おもしろおかしく享楽的《きょうらくてき》に生きてもいいわけですが、正しく、善《ぜん》の道を歩《あゆ》んでいこうと考えること自体、じつは、〝永遠なるもの〟を直感《ちょっかん》しているからではないかと考えます。

ブルジョ　〝永遠性〟の問題について、会長と私では、意見に違《ちが》いがあるかもしれません。「永遠の生命」とは人間の希望的考えではないでしょうか。私には、われわれがもつ永遠の生命という願望《がんぼう》は、実現できない夢《ゆめ》のように思われます。*サルトルも明言《めいげん》しているように、この人生の後に生命がなくても、人は慈悲《じひ》の心や連帯感《れんたいかん》などをもって自分の人生を生き、人生に何らかの意味をあたえることができます。

人類は、みずからの力《ちから》で立ち上がり、有意義《ゆういぎ》な生き方をするのです。そこにこそ人間の自由と責任が存在するのだと考えます。

池田　意見の違《ちが》いがあるのは当然のことです。

仏典《ぶってん》には、「過去を追《お》わざれ、未来を願《ねが》わざれ。……ただ、今日まさになすべきことを熱心《ねっしん》になせ」（「マッジマ・ニカーヤ」南伝十一巻下）とあります。

サルトルとは、基底《きてい》をなす死生観《しせいかん》は異《こと》なっておりますが、〝今〟というこの一瞬《いっしゅん》、〝今日〟というこの一日、そして、この人生を、熱意《ねつい》をもって生きぬけという指針《ししん》に変わりはありません。

この点では、博士と共通するのではないでしょうか。

ブルジョ　たしかに、個人の人生の前にも後にも、宇宙《うちゅう》は続いて存在しています。またわれわれの身体の構成《こうせい》物質は、星々を構成するのと同じ物質です。私たちは、より大きな生命体の一部かもしれません。

池田　博士が言われるように、仏法では、宇宙生命という〝大いなる生命体〟を自己の生命の内奥《ないおう》に包摂《ほうせつ》しているのが、私たち人間であると説《と》きます。私たちの身体が宇宙と同じ物質でできているのみならず、心もまた、宇宙の深層《しんそう》と一体《いったい》だと考えております。この法理《ほうり》を「一念三千《いちねんさんぜん》」と言います。

一念とは、私たちの生命です。「三千」とは宇宙生命です。そして、私たちの生命が、物心《ぶつしん》ともに宇宙《うちゅう》と一体《いったい》である。言いかえれば、「我即《われそく》宇宙」ということです。

ブルジョ　まさに、人間の内《うち》なる宇宙をとらえたのが、哲学《てつがく》の第一歩《だいいっぽ》であり、またそこから詩や散文《さんぶん》を紡《つむ》ぎ出し、さまざまなジャンルの芸術も生まれました。私自身、若いときに、一夜、天空《てんくう》を眺《なが》め、万座《まんざ》のきらめく星を仰《あお》ぎつつ、しばし瞑想《めいそう》に耽《ふけ》っていたことを思い出します。現在の自分、個々の人間にとっては、一生《いっしょう》は一つしかありません。

池田　まさに、そのとおりです。かけがえのない貴《とうと》い一生です。

ブルジョ　ですから、今生きる人生を意義《いぎ》あるものにし、善《ぜん》の行《おこな》いを積《つ》み重《かさ》ねていきたいと考えるのです。

池田　仏法者も、「一念三千《いちねんさんぜん》」の法理《ほうり》に基《もと》づいて、善の〝一念〟による行為《こうい》を積み重ねていくことを誓《ちか》っております。

その意味で、日蓮大聖人は「百二十まで持《も》ちて名《な》を・くた《腐》して死せんよりは生きて一日なりとも名をあげん事《こと》こそ大切なれ」（御書一一七三㌻）と説《と》いています。たとえ、一日でも、民衆のため、人々のために尽《つ》くし、社会のために尽くしたという〝名〟をあげることこそが大切であるという意味です。

生老病死《しょうろうびょうし》の「四苦《しく》」を「楽《らく》」に転換《てんかん》する法

池田　ところで、話は変わりますが、ここにも「百二十」と説《と》かれているように、仏法には、人間は百二十歳まで生きられるという説《せつ》があります。博士は、人間は何歳まで生きられると思いますか。

ブルジョ　人間が何歳まで生きられるか、明確には答えられません。百二十歳以上とも、それ以下とも言う人がいます。しかし、遺伝子《いでんし》の中に、「必《かなら》ずいつかは死ぬ」ように、情報が組《く》み込《こ》まれているのはたしかです。

私は十一年前、突然《とつぜん》、五十歳になりました（笑い）。そのとき、「自分もいつかは死ぬんだ」と〝発見〟したのです。（笑い）

そう言うと、「そんなことは昔からわかっている」と友人は皆、笑いました。しかしそのとき、楽観《らっかん》主義者の私なりに、人生の半分まできているのだと、深い感慨《かんがい》に打たれたのです。

池田　日本もカナダも、先進諸国は「高齢社会」を迎《むか》え、「人間がいかに老《お》い、死ぬか」がすべての人の直面するテーマになりましたね。

医学はこれまで、人間の老化現象《ろうかげんしょう》についてさまざまな研究を重《かさ》ねてきました。寿《じゅ》命《みょう》は細胞分裂《さいぼうぶんれつ》の限界《げんかい》によって決定するという説《せつ》や、遺伝子《いでんし》に老化をつかさどるものがあるという説などがあります。博士は、この老化の生態《せいたい》についてどのように思われますか。

ブルジョ　医学は寿命を延《の》ばすことには成功しましたが、生命に新しい活力《かつりょく》をあたえるところまではいっていません。フランスの栄養学者《えいようがくしゃ》ジャン・トレモリエールは繰《く》り返《かえ》し述べています。「大切なのは、生きる年数を増《ふ》やすようにすることではなく、老齢《ろうれい》に生命をあたえることだ」と。

老《お》いとやがて来る死に関して言えば、私自身は不可知論者《ふかちろんしゃ》です。

作家で高校教師のダニエル・ペナック*は、その小説『散文《さんぶん》売りの少女』の中で、マロセーヌという主人公《しゅじんこう》にこう語らせています。

「年齢とは残酷《ざんこく》なものだ。（中略）どの時代をとっても、最低のまやかし以外の何物でもない。たとえば幼年《ようねん》時代、人に頼《たよ》りっきりで、自分ですることといえば、扁《へん》桃腺《とうせん》ぐらい。青年時代、闇雲《やみくも》に突《つ》っ走《ぱし》って、訳《わけ》のわからない質問ばかりしている。

壮年、ガンとナンセンスな成功、老年《ろうねん》、動脈硬化《どうみゃくこうか》と、取り返しのつかない後悔《こうかい》」（笑い）

池田　痛烈《つうれつ》な風刺《ふうし》ですね。しかし、人生の生老病死《しょうろうびょうし》の一面をえぐっています。

ブルジョ　もちろん、これは因習打破《いんしゅうだは》を試《こころ》みてわざと嗜虐的《しぎゃくてき》、批評的《ひひょうてき》に言ったものです。しかし、仏法の「四苦《しく》」をなぞらえているようにも思われますが、いかがでしょうか。

つまり、人生のあらゆる段階《だんかい》に、生きていくための困難《こんなん》があるということでしょう。

池田　ご指摘《してき》のとおり、仏法では、厳《きび》しき現実の人生のあるがままの姿《すがた》を「生老病死」の「四苦」ととらえています。人間は生まれながらにして、この「四苦」を生命それ自体に内包《ないほう》しています。

同時に、仏法では、日常的、具体的な苦も省察《しょうさつ》しております。

第一に、「愛するものと別れなければならない苦」（愛別離苦《あいべつりく》）があります。どのように愛しあっている人でも、さまざまな事情《じじょう》によって、別離の悲《かな》しみが待《ま》ち受《う》けている。その究極《きゅうきょく》が〝死〟です。

反対に「憎《にく》むものと会わなければならない苦《く》」（怨憎会苦《おんぞうえく》）というのもありますね（笑い）。これが二番目です。家庭のなかや、仕事場で、怨念《おんねん》や憎しみを抱《いだ》いて生活しなければならない苦《くる》しみは、まさに絶望的《ぜつぼうてき》とも言えましょう。

第三に、「求《もと》めても得《え》られない苦」（求不得苦《ぐふとっく》）があります。これは、欲求《よっきゅう》がかなえられないときの苦しみです。欲望《よくぼう》には、物質的欲望もあれば、社会的欲求、心理的・精神的次元《じげん》の欲求もあります。先進国では、たとえ物質的・社会的欲望がかなえられた人々も、「人生いかに生くべきか」という精神的・実存的《じつぞんてき》次元の欲求不満《ふまん》にとらわれています。社会的に無力感《むりょくかん》がただよい、悲観《ひかん》主義やうつ状態《じょうたい》に入り込《こ》んでいく苦しみが蔓延《まんえん》しています。

これまでの「七つの苦」――「四苦《しく》」と具体的な三つの苦――の基盤《きばん》にある生命の働《はたら》きから起こる苦を「五陰盛苦《*ごおんじょうく》」と言います。

「五陰」とは、身体と心の働きです。人間は生きているかぎり、肉体的にも活動し、心も変転《へんてん》してやまない。このような心身《しんしん》の活動そのものが、苦悩《くのう》を生みだすというのです。そこに生命のもつ本然的《ほんねんてき》な苦があるとします。

しかし、仏法は、この厳《きび》しき現実の直視《ちょくし》から出発して、「苦」を「楽《らく》」に転換《てんかん》する人生道をさし示すのです。むろん、この「楽《らく》」とは「快楽《かいらく》」ではなく、真実《しんじつ》の「幸福」を意味します。

ブルジョ　楽《たの》しかった子ども時代、黄金《おうごん》のような青春、人間的成熟《せいじゅく》が招来《しょうらい》する成功、老年《ろうねん》の知恵《ちえ》……。それらは幻想《げんそう》かもしれませんが、私たちは、そのような甘《あま》い幻想にひたりたがるものです。

ただ、前を見て、後《うし》ろをふりむかないための警句《けいく》としてか、「美しい年代というものはない」という常套句《じょうとうく》もあります（笑い）。しかし、本当は、どの年代も美しいものでありうるのです。

池田　あるフランスの作家が、人生を川の流れにたとえていました。

青年時代は、ほとばしる急流《きゅうりゅう》のごときものである。中年《ちゅうねん》は、とうとうとした流れになる。そして老年は、すべてをつつみ込《こ》み、悠々《ゆうゆう》と景色《けしき》を川面《かわも》に映《うつ》しゆく「鏡《かがみ》のような大河《たいが》」となり、「やがて「大海《たいかい》」へと注《そそ》ぎ込む、と。

人間は、生きていくそれぞれの段階《だんかい》で、幼少期《ようしょうき》から思春期《ししゅんき》・青年期、そして、壮年期から老年期へと、通りゆく人生の軌跡《きせき》があると思うのです。

急流のごとくひたむきに生きて輝《かがや》く「青春の時期」。家庭をもち、社会の中で責任ある仕事をもつ「成熟《せいじゆく》の時期」。人生の意義《いぎ》を深く考えゆく「知恵《ちえ》と完成の時期」。そして、「老」から「死」と直面する「人生の総決算《そうけつさん》の時期」――。

本当の「若さ」は「開かれた心」にある

ブルジョ　これは私の個人的な感想《かんそう》ですが、年《とし》をとりながら、人間はゆっくりと円熟《えんじゆく》さを増《ま》していきます。そして、豊《ゆた》かな人格《じんかく》が陶冶《とうや》されていきます。もちろん、例外もありますが。（笑い）

池田　おっしゃるとおりです。いくつもの段階《だんかい》、さまざまな年輪《ねんりん》を経《へ》て、どれだけ奥深《おくふか》く、広がりのある、自信ある人生観、死生観《しせいかん》をもてるかどうかが、人生の勝負《しょうぶ》です。その意味で、「加齢《かれい》」とは、人間としての「成長」、人格完成への軌跡《きせき》でありたいものですね。

ブルジョ　私自身、そのような成長過程《かてい》の段階をよく公言《こうげん》したものです。三十歳になったとき、私は「二十歳のときより若返った気がする」と。四十歳になったときは、「三十歳のときより若返ったような気がする」と。今、当時の記憶《きおく》をたどってみると、たしかに二十代より三十代、三十代より四十代のほうが、自身の行動の範囲《はんい》が広がりました。

また、自分の生得《しょうとく》の能力《のうりょく》について自信をもち、経験も豊《ゆた》かになり、積極的《せっきょくてき》になってきました。それゆえに、胸襟《きょうきん》を開いて、新しい出会いを歓迎《かんげい》し、新しい友情を育《はぐく》み、新しい対決《たいけつ》にも対応できたのです。

池田　みごとな「人間完成」へのプロセスですね。人生のあらゆる場面で、「四苦《しく》」を超克《ちょうこく》しつつ、大海《たいかい》のごとき境涯《きょうがい》を広げていかれたのですね。

ブルジョ　とんでもありません。いずれにしても五十歳を過ぎると、そういう言い方をするのにためらいを感じるようになりました。というのも、「若さ」の本当の意味を考え始めたからです。そして、若い世代、自分の子どもや学生たちに対する責任、彼らとともにあることの意味を強く意識《いしき》するようになりました。自分がもはやこの世に存在しなくなった後も、人間生命の大きな流れを存続《そんぞく》させていくことに対する責任感とでも言えましょうか。

池田　人間にとって、「若さ」の本当の意味とは、肉体的年齢のことではない。仏法的に言えば、「一念《いちねん》」の柔軟性《じゅうなんせい》や寛容性《かんようせい》、つまり「開かれた心」をさします。

ブルジョ　私も、「開かれた心」や柔軟性《じゅうなんせい》が青年期の特徴《とくちょう》で、頑迷《がんめい》と偏狭《へんきょう》が老年《ろうねん》の特徴とは、一概《いちがい》に言えないように思います。

池田　そのとおりです。高齢になっても、社会の中で積極的《せっきょくてき》に活躍《かつやく》し、創造的《そうぞうてき》な仕事をされている人、社会のために奉仕《ほうし》しゆく人は多くおります。

そういう方々を見ますと、豊《ゆた》かな経験に基《もと》づき、鋭《するど》い洞察力《どうさつりょく》と総合判断力《はんだんりょく》を発揮《はっき》して、新しい知識を次々と吸収《きゅうしゅう》しています。まさに、社会と人生に「開かれた心」の持《も》ち主《ぬし》です。

そのような人生にとって、「老《お》い」とは、この世での〝人生ドラマ〟の人格完成《じんかく》への最終章《さいしゅうしょう》を描《えが》きあげていると言えます。それこそ、創造と希望と歓喜《かんき》のドラマです。

ブルジョ　私自身の経験からすれば、新しいものを率直《そっちょく》に受け入れ、むしろ歓迎《かんげい》できるようになったのは、二十歳の時よりも、四十歳、五十歳になってからです。

池田　仏典《ぶってん》に「年《とし》は・わかうなり福《ふく》はかさなり候《そうろう》べし」（御書一一三五ジベー）とありますが、博士の人生の軌跡《きせき》は、まさに「生涯青春《しょうがい》」の姿《すがた》そのものです。ますます真《しん》実《じつ》の「若さ」を謳歌《おうか》していただきたいと思います。

自己の限界《げんかい》を内面から打ち破《やぶ》る

ブルジョ　ありがとうございます。もう一つ、私の個人的実感を話してもよいでしょうか。

池田　どうぞ、どうぞ。貴重《きちょう》な人生の先達《せんだつ》の体験です。

ブルジョ　どんな人であろうと、一生《いっしょう》かかっても世界の国々を全部見て回ることはできないと諦《あきら》めざるをえません。ましてや、宇宙《うちゅう》には無数《むすう》の銀河《ぎんが》があり、それらの星に行くなど、とうてい不可能です。

池田　私も、世界の多くの国々を回りましたが、それでも、すべての国というわけにはいきません。

ブルジョ　豊《ゆた》かな人間文化を誇《ほこ》る歴史的な都市などにも、未訪問《みほうもん》のまま別《わか》れを告《つ》げることになるでしょう。また、同じ時代、同じ場所で、社会的、文化的遺産《いさん》を共《きょう》有《ゆう》し生活していながらも、すべての人々と語りあうことは不可能です。

池田　ギリシャやエジプト、ヨーロッパの古い都市、また、インド、中国などの歴史を重《かさ》ねた都市を訪問《ほうもん》することは、私たちの「心」を、人類的次元《じげん》にまで拡大《かくだい》してくれますね。

ブルジョ　世界中のいろいろな国を訪《たず》ねて歩くというのは、私の好奇心《こうきしん》のシンボル的な意味があります。それぞれの国の学問、科学、文学、芸術を探求《たんきゅう》してみたかったのです。しかし、すべての国を訪《おとず》れ、すべての人々と語りあうことは不可能である。それを知ったとき、私は深い悲《かな》しみをおぼえました。ところが、私は、五十歳の時に、そんな深い悲しみにくれる自分自身から解放《かいほう》されたのです。

池田　いかなる境涯《きょうがい》の変化が起きたのですか。

ブルジョ　それは、人々があてどもなく、その街並《まちな》み、散歩道、公園などを散策《さんさく》するパリの街への三十回目の訪問の後、突如《とつじょ》として心に浮かんだのです。つねに今まで自分に重くのしかかってきていた限界《げんかい》の問題を、内面から打ち破《やぶ》らなければならないことに気づいたのです。そして、自分が知ることを許《ゆる》された世界を身体的にも、感覚的《かんかくてき》にも、十全《じゅうぜん》に生きぬくべきであることに気づいたのです。

それまで、猪突猛進《ちょとつもうしん》してきた自分の人生、つまり、レースに負《ま》けまいとして苦《くる》しい時代のなかで走り続けた後、ゆっくりとしたリズムを取《と》り戻《もど》し、深呼吸《しんこきゅう》をして回《かい》復《ふく》した自分ということもできるでしょう。

池田　博士は、「自己自身を知る」という偉大《いだい》な洞察《どうさつ》を体現《たいげん》されたように思います。

仏法の目的も、「自己を知る」ことに集約《しゅうやく》されます。釈尊《しゃくそん》は、「自己」という本来の自分を覚知《かくち》するために、王位《おうい》を捨《す》て、快楽主義《かいらく》を打破《だは》し、また、苦行《くぎょう》主義をも乗り越《こ》えていきました。

そして、〝中道《ちゅうどう》〟*の生命のリズムを味《あじ》わいつつ、「仏《ほとけ》」という宇宙大《うちゅうだい》の「自己」を覚知したのです。「宇宙即我《そくわれ》」の覚知から、釈尊の民衆救済《きゅうさい》への一生《いっしょう》が始まっております。

ブルジョ　人の一生の短《みじか》さを悟《さと》っただけに、愛と友情、人々との出会いが、それまでに感じたことがなかったほど重要に思えてきました。そして、教師という自分の職業が何ものにも代《か》えがたい、貴重《きちょう》なものに感じられたのです。

池田　釈尊も「人類の教師」と言われております。

仏法の慈悲《じひ》とは、「抜苦与楽《ばっくよらく》」*と言い、四苦《しく》と同苦《どうく》し、それを超克《ちょうこく》し、幸福境涯《きょうがい》に到達《とうたつ》する実践《じっせん》をさしております。慈悲の原義《げんぎ》には、真実《しんじつ》の「友情」という意味が含《ふく》まれています。

慈悲《じひ》、友情、そして、「出会い」こそ、「若さ」の証《あかし》であり、「生涯青春《しょうがいせいしゅん》」の勲章《くんしょう》と言えましょう。博士の「若さ」の源泉《げんせん》が、わかったような気がします。

5　ストレスを超《こ》える法

〝母子一体〟でガンと闘《たたか》った女子学生

ブルジョ　会長とシマー博士との対話の中に「ガン告知《こくち》」をめぐる課題《かだい》がありましたが、私も発言させていただいてよろしいでしょうか。（笑い）

池田　どうぞ、どうぞ。生命倫理《りんり》の権威《けんい》のご意見も聞かないと、不公平《ふこうへい》ですから。（笑い）

ブルジョ　じつは、私が、修士課程《しゅうしかてい》を担当《たんとう》した女子学生の体験です。当時、その女子学生は二十七歳で、五歳ぐらいの子どもがいました。

ある日、彼女が私のオフィスにやってきました。そして、「私はたいへんなことを言わなければならないのです」と、みずからがガンにかかっていることを告白《こくはく》し始めたのです。

池田　教え子がガンであることを聞かれて、博士もたいへんに心を痛《いた》められたことでしょう。

ブルジョ　私も、真剣《しんけん》に彼女の話に耳をかたむけました。数カ月前から胸に腫瘍《しゅよう》があって、診察《しんさつ》を受けるとガンであることが判《わか》り、医師から「すぐに入院《にゅういん》して、手《しゅ》術《じゅつ》をしなければならない」と言われたそうです。ところが、彼女は、入院する前に、どうしてもしておかなければならないことがある、と医師に頼《たの》んだのです。

池田　まだ若いし、ショックもあったでしょうが、彼女が、手術前にしておきたいこととは何だったのでしょうか。

ブルジョ　以前からその週末、両親を訪《たず》ねる予定があり、そこで、父親のコンピューターを借《か》りて、修士《しゅうし》論文のアウトラインを仕上《しあ》げるつもりでした。
実際、その翌週《よくしゅう》の月曜に、彼女は、そのアウトラインを、私に提出《ていしゅつ》してくれました。そして、私に向かって、「今日の午後から入院します」と言ったのです。

池田　その女性は、医師から〝告知《こくち》〟を受けて、自分がガンであることを知り、自分のなすべきことを理性的《りせいてき》に判断《はんだん》していますね。彼女の場合は、ガン〝告知〟のいい面が働《はたら》いたということでしょうか。

ブルジョ　そのとおりです。入院前《にゅういんまえ》に若干《じゃっかん》の時間が必要だったのです。以前からの予定どおりに行動することで、いったんガン宣告《せんこく》に対する拒絶反応《きょぜつはんのう》を示し、そのうえで、この新しい事態《じたい》にどう対処《たいしょ》するか、その結末《けつまつ》はどうかを考える時間が、その週末だったのです。その後、彼女と再会する機会《きかい》があり、さまざまな話を聞きました。

母（彼女）が入院することを聞かされた小さな娘《むすめ》は、悲《かな》しみにおちいったそうです。

池田　当然のことでしょう。一時的にしても、母親と別れなければならないのですから。病気の内容の説明も、話し方もむずかしかったでしょうね。

ブルジョ　ええ、しかし、しばらく経《た》つと、その娘は、「お母さんは、私に本当にすべてのことを話してくれたの」と聞いたそうです。彼女は「全部話したよ」と答えました。

彼女が、娘を入浴《にゅうよく》させているときだったそうです。自分が悪い病気に侵《おか》されていることも話して、「もしかしたら、お母さんは死ぬかもしれない」とまで言ってしまったそうです。ところが、不思議《ふしぎ》なことに、正直《しょうじき》に真実《しんじつ》を話すことによって、子どもが逆《ぎやく》に安心したというのです。

池田　五歳ぐらいですと、お母さんの悩《なや》みはわかっても、死ということについて、まだ、その意味がわからなかったかもしれませんね。とはいえ、娘《むすめ》さんは、母が自分を一人の人格《じんかく》として対応してくれたことに心から安心したのでしょう。母の子への深い愛情が、確《たし》かな〝信頼《しんらい》の絆《きずな》〟を結《むす》ぶ証《あかし》ですね。

ブルジョ　彼女は、その後、二、三年の間、いろいろな治療《ちりよう》を受けて、再発《さいはつ》もあったりしながら、ガンと闘《たたか》い続けました。

そうしたなかで、彼女はデッサンが得意《とくい》だったこともあって、絵《え》を使い、物語ふうに描《えが》くことで、子どもにみずからの病気の状況《じようきよう》を説明していったそうです。

池田　すばらしい発想《はつそう》です。母の愛情が、知恵《ちえ》となって発揮《はつき》されています。むずかしい言葉や理屈《りくつ》で病状《びようじよう》を説明しても、子どもにはわからないし、自分の気持ちも伝えられませんから……。

ブルジョ　彼女は、亡《な》くなる二、三カ月前に子どもにどのようにガンを説明したかを、絵本《えほん》にして出版し、私にも一冊、贈呈《ぞうてい》してくれました。本の題名は、『心の中の竜《りゆう》（ドラゴン）』です。要《よう》するに、ガンを、自分の中に巣《す》くう「モンスター（怪《かい》獣《じゅう》）」にたとえ、それと戦う内《うち》なる力《ちから》として竜《りゅう》が登場《とうじょう》するのです。
子どもの夢《ゆめ》の中に恐《おそ》ろしい怪獣《かいじゅう》が出てきて、子どもは泣《な》きながら、お母さんを呼《よ》ぶのです。ある夜、カッコいい竜が現《あらわ》れて、その怪獣と戦い、勝つのです。そして、子どもに、「君の心の中に入ってあげよう。もう怖《こわ》がらなくていいよ。怪獣がまた現れても、私が一緒《いっしょ》にいれば、奴《やつ》を打ち負《ま》かす力があるのだから」と言うのです。そうした内容でした。

池田　みごとな〝母子一体《いったい》〟の闘《たたか》いです。彼女は、その絵《え》を描《えが》くことによって、みずからも〝ガン〟と闘う生命力をわき起こしたことでしょう。同時に、闘病《とうびょう》の姿《すがた》を通し、人生の苦難《くなん》を乗り越《こ》える道を、娘《むすめ》さんに身《み》をもって示したのではないでしょうか。

仏典《ぶってん》（「ダンマパダ」）に「つとめ励《はげ》むのは不死《ふし》の境地《きょうち》である。（中略）つとめ励む人々は死ぬことが無《な》い」（前掲『ブッダの真理《しんり》のことば　感興のことば』）とあります。母が子とともに体験する「病苦《びょうく》」「死苦《しく》」との闘い——そこにこそ、「不死の境地」が輝《かがや》いています。

その母子一体の闘いは、娘の生命に〝因《いん》〟として刻印《こくいん》され、いかなる苦難にあっても、断《だん》じて乗り越《こ》えゆく、生涯《しょうがい》にわたる〝果報《かほう》〟を生んでいきます。

ブルジョ　じつは、彼女は発病《はつびょう》する二、三年前に仏法に帰依《きえ》するようになっていたのです。

本の出版記念パーティーが開かれたとき、彼女に続いて、その子どもがマイクをとり、参加者の方々に、「皆さん、母の本の出版パーティーのために参加してくださって、ありがとう」と立派《りっぱ》なあいさつをしました。

この当時は、七歳か八歳にはなっていたと思います。

日常生活のストレス度と健康の関係

池田　一幅《いっぷく》の名画《めいが》のごとき、母と娘の勝利の宣言《せんげん》です。その年齢になると、「死」の意味をはっきりと自覚《じかく》すると言われていますね。

その娘さんの場合は、母とともに「死」と直面したわけですから、同年齢の子どものだれよりも死の深い意味を体得《たいとく》し、肉化《にくか》したことでしょう。小さい子どもにとって、母の死は、人生でもっとも大きな〝ストレス〟となります。その〝ストレス〟

をどのように乗り越《こ》えるかによって、人生がまったく違《ちが》ったものになってくると思われます。

そこで、ストレスと言えば、モントリオール大学に、有名なハンス・セリエ博士*が在籍《ざいせき》されていましたね。セリエ博士は実験医学研究所所長として活躍《かつやく》され、医学の分野に初めて〝ストレス〟の概念《がいねん》を打ち立てた人ですね。

ブルジョ　セリエとその助手《じょしゅ》たちが行《おこな》ったストレスの研究は、たいへんに興味深《きょうみぶか》いものです。

またセリエがストレスの概念を明確にしたことで、ストレス病《びょう》は、心因性《しんいんせい》による現代病として考えられるようになりました。

池田　人間にストレスをあたえるものとしては、暑《あつ》さや寒《さむ》さなどの自然環境《かんきょう》や、不安や恐怖《きょうふ》など心理的なもの、また、社会生活上のトラブルもあります。現代においては心理的、社会的ストレスが重要になってきています。

アメリカのホームズ博士*らによって、興味深いデータが発表されています。

日常生活のストレス度を点数化《てんすうか》しているのですが、大人《おとな》にとって、配偶者《はいぐうしゃ》の死を一〇〇とすると、離婚《りこん》が七三、別《わか》れが六五、自分の怪我《けが》や病気が五三となっています。結婚《けっこん》もストレスになるようで、五〇がつけられています（笑い）。また、職場関係では、失業《しつぎょう》が四七、職業上の方針《ほうしん》の変更《へんこう》が三六、責任の変化が二九などです。ちなみに過去一年間に三〇〇以上のストレスを受けた人の七九パーセントが、何らかの病気を訴《うった》えたようです。

ブルジョ　心因性《しんいんせい》の病気と診断《しんだん》された場合、そこには、二重性《にじゅうせい》が認《みと》められます。つまり、人間の身体が心に影響《えいきょう》をおよぼすとともに、心の状態《じょうたい》も身体に影響をおよぼすということです。

池田　仏法でも、〝身体〟と〝心〟は相互《そうご》に作用《さよう》しあうととらえています。

ブルジョ　たとえば、ストレスが長く続きますと、ガン発生《はっせい》の引《ひ》き金《がね》になります。一方、ガンは、患者《かんじゃ》にストレスをあたえ、不安やうつ状態を引き起こすのです。

池田　ストレスで、糖尿病《とうにょうびょう》や高血圧《こうけつあつ》が悪化《あっか》したとか、喘息発作《ぜんそくほっさ》が起きたとかも、よく聞きますが。

ブルジョ　人間は生きていくうえでいつもリスクにつきまとわれていて、つねに挑戦《ちょうせん》を強《し》いられています。生きていくこと自体、「ストレスがいっぱい」なのです。

池田　そのことはすでに仏典《ぶってん》にも説《と》かれています。法華経の中には、「三界《さんがい》は安《やす》

きこと無《な》し　猶《な》お火宅《かたく》の如《ごと》し　衆苦《しゅく》は充満《じゅうまん》して　甚《はなは》だ怖畏《ふい》す可《べ》し　常《つね》に生老《しょうろう》　病死《びょうし》の憂患《うげんあ》有《》り」（法華経一九一ジベー）とあります。

つまり、この世は、ちょうど焼《や》けている家のような状態《じょうたい》であり、生老病死の苦が充満しているところであると言うのです。ここで言う「火」とは、怒《いか》りや不安、畏《い》怖《ふ》、貪欲《どんよく》などの煩悩《ぼんのう》をさします。

ブルジョ　私は、現代は、とくに、人間は新しい種類の「災厄《さいやく》」を背負《せお》うようになったと考えています。たとえば、現代的なストレスの原因として、世界的な不況《ふきょう》があります。

世界的に見て雇用水準《こようすいじゅん》が低下《ていか》しており、若者たちが社会人として人生を生きる機《き》会《かい》が失《うしな》われてきつつあるように思えます。企業側《きぎょうがわ》はリストラと称《しょう》して、五十歳を超《こ》える社員を労働人口《ろうどうじんこう》から外《はず》し、「心の健康」にどういう悪影響《あくえいきょう》をもたらすかなど一《いっ》切考慮《さいこうりょ》することなく、彼らに退職《たいしょく》を迫《せま》るのです。

経済改革《かいかく》を進める多くの国々で、自殺《じさつ》、暴力行為《ぼうりょくこうい》の発生率《はっせいりつ》が高い理由の一つが、ここにあるのではないでしょうか。私が住むカナダ・ケベック州もその例にもれず、そのような事実を私は数多《かずおお》く知っています。

ストレスは〝人生のスパイス〟

池田　博士もよくご存じのように、現在、日本を含《ふく》めて、アジアの経済が危機《きき》に直面しています。また不安定《ふあんてい》な社会状況《じょうきょう》にあって、日本でも、中高年《ちゅうこうねん》の自殺《じさつ》、青少年の暴力行為《ぼうりょくこうい》が目立ってきています。

ブルジョ　そのような社会状況のなかで、たとえば、〝すべての病《やまい》からあなたを救《すく》います〟というようなふれ込《こ》みの治療法《ちりょうほう》が繁盛《はんじょう》しているのです。ストレスに満《み》ちた現実を生きぬく力《ちから》をあたえるのではなくて、逆《ぎゃく》にそのなかに閉《と》じ込めてしまうような、あるいはいまだ客観的《きゃっかんてき》に証明《しょうめい》されていないようなタイプの心理療法の流行《りゅうこう》は、絶対《ぜったい》に許《ゆる》すわけにはいきません。

むろん、ストレスをコントロールするのに役立ち、建設的な方向へと導《みちび》く心理療法があることは、はっきりと認《みと》めたうえで言っていることですが……。

池田　私もまったく同感です。断《だん》じて、〝にせ物〟〝本物《ほんもの》〟と〝にせ物〟を見抜《みぬ》く知恵《ちえ》をもたなければなりません。

にひっかかってはなりません。言葉巧《たく》みな宣伝《せんでん》に乗せられては、不幸におちいってしまいます。

博士が警告《けいこく》されているとおり、みずからストレスと闘《たたか》う力《ちから》を強化《きょうか》するのではなく、怪《あや》しげな療法《りょうほう》などによって、苦《くる》しみから安易《あんい》にのがれようとさせるからです。苦悩《くのう》は逃《に》げようとすればするほど、ますます増《ま》していくものです。

ブルジョ　そのとおりです。セリエの重要な業績《ぎょうせき》は、ストレスのプラス面を指摘《してき》したことです。彼は、「ストレスはそれ自体、病気でもないし、必《かなら》ずしも病気の原因になるというわけでもない」と言っています。

ストレスのプラス面は、自分自身を外部の脅威《きょうい》から守るために必要な活力《かつりょく》を結集《けつしゅう》し、創造力《そうぞうりょく》を発揮《はっき》する点にあります。

池田　セリエ博士は、ストレスを〝人生のスパイス〟とも言っておりますね。ストレスを楽しむ悠々《ゆうゆう》たる境涯《きょうがい》というか……。

たしかに、一時的には、酒を飲んだり、カラオケに行《い》ったり、さまざまなレクリエーションも効果的《こうかてき》でしょう。しかし、根本的にはストレスをスパイスにできるように生命力を強化し、創造力を発揮しゆく人生を開拓《かいたく》することです。

ブルジョ　人間は、公正《こうせい》と平和がいきわたったユートピアに住んでいるわけではありません。現実社会は不正《ふせい》と不和《ふわ》、争《あらそ》いに満《み》ちています。その厳《きび》しい現実を生きぬくことを学ぶ必要があるのです。

池田　私が対談した著名《ちょめい》な生物学者《せいぶつがくしゃ》のルネ・デュボス博士は、「心配のない世界でストレスもひずみもない生活を想像《そうぞう》するのは心楽《こころたの》しいことかもしれないが、これは怠《なま》けものの夢《ゆめ》にすぎない」と述べています。

さらに、「危険《きけん》のまっただなかで伸びていくことこそ、魂《たましい》の法則《ほうそく》であるから、それが人類の宿命《しゅくめい》なのである」（『健康という幻想《げんそう》』田多井吉之介訳、紀伊國屋書店）と続けています。博士の考えとも一致《いっち》します。

危険のまっただなかで、魂を鍛《きた》え、人格《じんかく》の陶冶《とうや》のために戦いぬくことこそ、ストレスへの最大の対処法《たいしょほう》ですね。

ブルジョ　われわれの状態《じょうたい》が不条理《ふじょうり》であっても、戦争を平和に変えていくための努力《どりょく》を重《かさ》ねていくことはできるし、むしろ、そうすべきです。公正と平和は、自由、平等《びょうどう》、友愛《ゆうあい》と同じように、決して完全なかたちで達成されることはありませんが、その理想に近づくために少しずつでも、毎日、歩《あゆ》みを進めることに人生の意義《いぎ》はあると思います。

池田　セリエ博士は、みずからのガンと闘《たたか》った経験をもとに、次のようなことを勧《すす》めています。

第一に、恨《うら》みや怒《いか》りはストレス耐性《たいせい》を低下《ていか》させるから、尊重《そんちょう》、思いやりに変えること、第二に、人生の目標《もくひょう》をもつこと、第三に、他者に尽《つ》くすことが、そのまま自分にもプラスになるような生き方をすることをあげています。

このような生き方こそ、仏法で説《と》く菩薩道《ぼさつどう》です。菩薩は、人類の平和と公正《こうせい》な社会建設のために、人生の目標を定《さだ》めて、生きぬきます。他者への怒りを慈愛《じあい》に変え、貪欲《どんよく》を公正な知恵《ちえ》でコントロールし、ストレスを生命力強化《きょうか》のスパイスとして、この人生を〝遊楽《ゆうらく》〟していくのです。仏法では、このような境涯《きょうがい》を〝*衆生所遊楽《しゅじょうしょ》〟と説いています。

ブルジョ　公正と平和の実現のための日々の建設作業には、活力《かつりょく》、自己コントロール、創造力《そうぞうりょく》、英知《えいち》、忍耐力《にんたいりょく》が欠《か》かせません。

繰《く》り返《かえ》しになりますが、戦争と不公正《ふこうせい》を完全に避《さ》けることはおそらく不可能でしょう。しかし、現状《げんじょう》を変えることはできるし、われわれにはそうする責任があります。少なくとも、それを変えようとする努力《どりょく》を続ける責任があります。

池田　全面的に賛同《さんどう》します。

ブルジョ　ＳＧＩの皆さんおよび会長ご自身、長年にわたって国連の諸機《しょき》関《かん》と密《みっ》接《せっ》に協力されてきましたが、ＳＧＩのリーダーとして会長は、ユネスコ憲章《けんしょう》の前文に述べられた、「戦争は人間の心の中に生まれるものであるから、人の心の中に平和の砦《とりで》を築《きず》かねばならない」との言葉に賛同され、支持《しじ》されているとうかがっております。

池田　そのとおりです。いかなる悪条件にもゆるがない確《かく》たる内面世界——心の中に〝平和の砦〟が築かれてこそ、〝恒久《こうきゅう》平和〟の道を開きうるのです。

それが現今《げんこん》、国連で主張《しゅちょう》されている「人間の安全保障《ほしょう》*」を可能にする王道《おうどう》である、と私は考えています。

6　〝心の病《やまい》〟とどう向きあうか

家族や周囲《しゅうい》の理解が重要

池田　さて、ストレスの問題にもかかわり、きわめて現代的な病といわれる精神疾患《しっかん》のことに話題《わだい》を進めたいと思います。

日本でも、うつ病《びょう》が現代の流行《りゅうこう》のように、ふえていると専門家は指摘《してき》しています。また、統合失調症《とうごうしっちょうしょう》は、とくに、時代、社会環境《かんきょう》を映《うつ》す鏡《かがみ》であるとも言われます。

〝心の風邪《かぜ》〟と表現《ひょうげん》する医師もいます。

ブルジョ　カナダでも、統合失調症やうつ病が主にいちばんよく診断《しんだん》される病です。昔は、たんなる〝狂気《きょうき》〟と簡単《かんたん》に片《かた》づけられてしまっていたものが、もっと精《せい》密《みつ》に診断されるようになり、表面に現《あらわ》れたと思われます。

池田　医学の進歩で、統合失調症とか、躁《そう》うつ病などと分類《ぶんるい》できるようになったということですね。

ブルジョ　そのとおりです。

池田　精神疾患《しっかん》に対して、どのくらい薬《くすり》は効《き》くのですか。

ブルジョ　薬については、たとえば、リチウムの治療法《ちりょうほう》によって、躁《そう》うつ病《びょう》がある程度《ていど》コントロールできるようになりました。統合失調症《とうごうしっちょうしょう》によく効く薬はまだないようです。

池田　それでは、たとえば、統合失調症に対して、薬のほかに、どのような療法が行《おこな》われているのですか。

ブルジョ　最近、カナダである程度、成果《せいか》を上げているのは、医師やその他の専門家が患者《かんじゃ》と一緒《いっしょ》に住む方法です。

また、統合失調症の二十五歳の男性が、自分の病気とうまく付き合うことができるようになり、今、大学で勉強を続けています。彼は治療を受けて、薬を少しずつ減《へ》らし、副作用《ふくさよう》も少なくしました。その彼が現実離《ばな》れをしないために行ったさまざまな方法を、教わりました。

池田　具体的には、どういう方法ですか。

ブルジョ　ときどき、私は彼に会うのですが、彼はふつうの会話のなかで、自分は正常《せいじょう》な頭の働《はたら》きをしているかどうか、自分で確認《かくにん》する習慣《しゅうかん》を身《み》につけているのです。たとえば、私に向かって、「私は、あなたと同じ現実にいるんですか」というような言い方をするのです。つまり、そこで、自分が相手と同じ認識《にんしき》に立っていることを確認《かくにん》したうえで、話題《わだい》を前に進ませるのです。会話や行動のさなかでも、ときどきメモをとることによって、自分の病気から逃避《とうひ》するのではなく、それとうまく付き合おうとしているのです。

池田　統合失調症《とうごうしつちょうしょう》では、幻聴《げんちょう》を聞いたり、思考障害《しこうしょうがい》を起こしたりします。そういう人には、相手と同じ立場で、同じ目線《めせん》で、語りあう友をもつことがきわめて大切と言われますが。

ブルジョ　そうです。

心の病《やまい》のケアにおいて大切なのは、周囲《しゅうい》の人々がその人の病状《びょうじょう》を認識《にんしき》し、理解することです。また、病人に何か必要なことをしたり、与《あた》えたりする場合には、その結果に対して、少なくとも、結果の一部に対して責任をもたなければなりません。そうした友人や家族といった周《まわ》りの支《ささ》えや理解がきわめて重要です。しかし、成功の保証《ほしよう》はないことを心得《こころえ》ておかなければなりません。

池田　「理解」と「責任」――病気に限《かぎ》らず、人と人が付き合い、信頼《しんらい》を得るために必要な要因《よういん》です。仏典《ぶつてん》の中には、基本的な「人間関係の倫理《りんり》」を説《と》いたものがあります。

ブルジョ　それはどういう内容ですか。

池田　たとえば、〝善友《ぜんゆう》〟について述べた内容があります。

本当の友だちとは、第一に困《こま》ったときに助《たす》けてくれる人。第二に、苦《くる》しいときも楽しいときも変わらず友である人。第三に、その人のためを思って話してくれる人。第四に、同情《どうじよう》してくれる人をあげています。

病気の人には、とくにこういう善友の存在が重要ですね。

反対に悪友《あくゆう》のほうもあげています。第一に、何でも取っていく人（笑い）。本人は意識《いしき》していないのでしょうが。第二に、言葉だけの人。第三に、甘言《かんげん》を操《あやつ》る人。第四に、遊蕩《ゆうとう》の仲間《なかま》です。友に似《に》て友ではない、とあります。

よい人間関係をもつことは大切です。博士のような教授と親《した》しくしていただいて、その大学生も幸《しあわ》せですね。

ブルジョ　ありがとうございます。

〝人への接《せっ》し方《かた》〟を説《と》いた〝四摂法《ししょうほう》〟

池田　一九九七年の秋、東京で、ライナス・ポーリング・ジュニア博士*と対談する機会《きかい》がありました。博士は、ハワイで開業《かいぎょう》し、精神カウンセリングを行《おこな》っている精神科医です。

対談の折《おり》、博士は、重度《じゅうど》の病気（精神疾患《しっかん》）は、増加しているとは思わないが、社会生活にうまく適応《てきおう》できないケースがふえていると話していました。

ブルジョ　少なくとも、精神疾患にかかっている人が、ますます社会環境《かんきょう》に適応しにくくなっていることはたしかです。その一方で、適応して生活していける環境は減《へ》っています。

現代社会において、仕事をしていくためには、私たちはいろいろな抽象概念《ちゅうしょうがいねん》を扱《あつか》わなければなりません。抽象的に考える能力《のうりょく》を発達させなければなりません。

本当は、社会には、抽象化する能力以外にも、さまざまな人間としての能力、特性が必要とされます。ところが、そういう能力《のうりょく》は、現代社会では認《みと》められていないのです。

池田　社会が健全《けんぜん》に発展していくためには、人間のさまざまな個性をすべて生かしきっていくことが必要ですね。

ブルジョ　そうです。私が知っているだけでも、精神疾患《しっかん》にかかっている人で、きわめて優《すぐ》れた才能《さいのう》をもった人や、私がたいへんすばらしいと思った人は何人もいます。

愛する能力、悲《かな》しむ能力、笑う能力、慈悲《じひ》をもてる能力。そうした能力、特質は、現代社会においてはあまり尊重《そんちょう》されなくなってしまいました。現代のような競争《きょうそう》社会においては、そうした特質は、ほとんど用《よう》のないものと判断《はんだん》されてしまっているのではないでしょうか。

池田　まったく博士の言われるとおりです。

ポーリング・ジュニア博士とも、親と子、教師と学生の間の人間関係のあり方について話しあいました。そのときにも話したのですが、仏法に〝四摂法《ししょうほう》〟という〝人への接《せっ》し方《かた》〟が説《と》かれているのです。

ブルジョ　どういうことが説《と》かれているのですか。

池田　四つあります。

第一に「布施《ふせ》」。これは物質的な援助《えんじょ》もありますが、思想的、精神的にも応援《おうえん》し、相手の不安を取り除《のぞ》き、勇気をあたえる行為《こうい》です。

第二に「愛語《あいご》」。思いやり、慈悲《じひ》のある言葉で、対話をすることです。

第三に「利行《りぎょう》」。どうすれば、相手の立場に立てるかを考えて、行動することです。

第四に「同事《どうじ》」。相手と一緒《いっしょ》になって行《おこな》うことです。

〝四摂法《ししょうほう》〟を行う能力《のうりょく》が、現代社会において、ますます大切になってきているのではないでしょうか。

ブルジョ　たしかに、そのとおりです。

池田　この〝四摂法〟に対して、ポーリング・ジュニア博士は、精神医学の世界でも、一人一人の患者《かんじゃ》に対処《たいしょ》することが大事である、と前置《まえお》きされて、第一の「布施」については、〝患者の不安を取り除くことが重要である。そして、患者が自己実現のために、新しい価値観《かちかん》、生き方を発見し、身《み》につけることを援助するために、

「愛語《あいご》」や「利行《りぎよう》」「同事《どうじ》」が要請《ようせい》されてくる〟と言われていました。

愛情をもって対話するなかから、患者《かんじや》は、よりよい価値観《かちかん》を身《み》につけていくことができる。対話のさいに、患者に自分が相手の立場だったらどうするかを考えて判断《はんだん》してもらうことが「利行」だと言うのです。「同事」では、集団療法《りようほう》（グループ・セラピー）があげられると言っていました。同じような問題をかかえる人をグループにして、体験や問題を語りあってもらう。そのなかから、自分にあった解決法《かいけつほう》を見いだしてもらうことができると話していました。

ブルジョ　たしかにそうだと思いますね。現実に、集団治療《ちりよう》で救《すく》われる人はいます。

私は多くの場合、一時期、集団で生活することが大きな助《たす》けになると考えています。

もっとも、仲間《なかま》や集団が必要なのは、〝心の病《やまい》〟の人々だけではありません。私たちは、みんなそういう支《ささ》えあいを必要としているのです。

私は二十年前から、自発的《じはつてき》に集まった一つのグループに参加しています。そのグループは、月二回集まって一緒《いつしよ》に食事をするのですが、二つだけルールがあります。

一つは、食事を持参《じさん》する。全員の食事を用意する人はいません。みんなが持ちあわせたものを分けあって食べる。

そして、二つ目のルールは、そこで自分の関心事を発表し、議論する。でも、その議論では、いつもメンバーの意見が一致《いっち》するとはかぎりません。ある人が他の人の意見を批判《ひはん》することもあります。私は、これは精神衛生上《えいせいじょう》よいことだと思います。また、いろいろな面で、メンバーはおたがいに助《たす》けあっています。

池田　忙《いそが》しい現代人は、健康な人も心のふれあいが大切ですね。じつは、創価学会にも、同じような場があるんです。〝座談会〟と呼《よ》んでいます。身近《みぢか》な地域の人、友人が集まってきて、対話をする。そこで、議論したり、仏法を学びあったり、体験を発表したりします。多くの人々との〝心の癒《いや》し〟の場となっております。ただ、食事は持参しませんが。（笑い）

〝心の病《やまい》〟に苦《くる》しむ人の人権《じんけん》をどう守るか

ブルジョ　あと若干《じゃっかん》、精神疾患《しっかん》について、考えていることを話していいでしょうか。
池田　どうぞ、読者のためにも、十分に論を展開してください。
ブルジョ　要《よう》するに、この数年間、医師や研究者がよく指摘《してき》していることなのですが、他の病気が社会的な地位を認《みと》められているのに対して、私たちは、精神疾患《しっかん》に、病気としてまだ十分な社会的地位をあたえていないということです。
日本の状況《じょうきょう》はどうですか。
池田　日本でも、まだ、〝身体の病気〟と比較《ひかく》して、〝心の病気〟についての認識《にんしき》は低《ひく》いようです。
ブルジョ　たとえば、企業《きぎょう》のトップが心臓《しんぞう》を患《わずら》ったときは、その人が懸命《けんめい》に働《はたら》いたからそうなったんだというふうに人々は思います。むしろ、敬意《けいい》を払《はら》われるのです。（笑い）
池田　日本でも同じです。なにしろ、〝エコノミック・アニマル〟ですから。（笑い）
ブルジョ　逆《ぎゃく》に、心の病《やまい》にかかると、これは屈辱的《くつじょくてき》な状態《じょうたい》であるととらえられています。
池田　残念《ざんねん》ながら、日本人のなかにも、同じような風潮《ふうちょう》があります。

ブルジョ　心の病《やまい》に苦《くる》しむ人たちの権利《けんり》を代弁《だいべん》する声もほとんどないのです。それに対する研究も割《わ》り当《あ》てられません。心臓病《しんぞうびょう》に対する奇跡《きせき》的な治療《ちりょう》方法のために莫大《ばくだい》な金《かね》を注《そそ》ぐのに対して、精神疾患《しっかん》に関しては、ほとんどの患者《かんじゃ》は社会的に犠牲《ぎせい》になってしまうのです。

池田　そもそも何によって、その人が精神疾患であると決められるのか、その基《き》準《じゅん》は曖昧《あいまい》なように思えてなりませんが。

ブルジョ　おっしゃるとおりです。教育に関心をもつ者として、述べておきたいことがあります。それは「カメレオン効果《こうか》」と言われる原理のことです。たとえば、ある学生のことを「頭がいい」と思う。そうすると、その学生は本当に優秀《ゆうしゅう》になる。教師の期待に応《こた》えるのです。

池田　きわめて重要な教育心理学です。人間は決めつけてはいけません。仏法でも「一念三千《いちねんさんぜん》」と説《と》きます。すべて、こちらの一念で決まります。

ブルジョ　また、「健常《けんじょう》な人」のイメージは、その社会、文明ごとに異《こと》なります。健康も、肉体的健康、精神的健康と両面ありますが、その社会における通常《つうじょう》の状態《じょうたい》、理想の状態の概念《がいねん》に合わない人が、「病気」とされるわけです。

池田　そのとおりでしょう。正常《せいじょう》と異常《いじょう》の基準《きじゅん》は、あるようで明確でないと言えるかもしれません。

ブルジョ　正常・異常について申し上げると、人間の通常《つうじょう》の安定した状態《じょうたい》が狂《くる》ってしまった場合、これまでは遺伝子《いでんし》工学によって、もとに戻《もど》せるとされてきました。しかし、それは不可能であるとする強力《きょうりょく》な議論が、近年、起こっています。つまり、これまで「異常」とされた状態も、本当は「正常」かもしれないと考えるのです。「正常」と「異常」の定義《ていぎ》は、科学的にも、社会的にも、変わってきました。これは北米の場合ですが、ヨーロッパ諸国も同じだと思います。

池田　仏法でも、＊十界互具《じっかいごぐ》と言って、善《ぜん》の生命にも悪《あく》が、悪の生命にも善がそなわる実相《じっそう》を説《と》いています。

ブルジョ　人間の精神は、まだ科学的に解明《かいめい》されていません。研究が進めば、心の病《やまい》を治《なお》す手だても見つかるでしょう。

池田　多くの人に希望をあたえる言葉です。

ともあれ、病気による社会的差別《さべつ》、経済的差別をなくしていかねばなりません。高齢者や障《しょう》がい者《しゃ》、ハンディキャップをもった人、あるいは人種的《じんしゅてき》少数者や社会的弱者《じゃくしゃ》、女性や子どもたち、そして、〝身体の病《やまい》〟とともに〝心の病〟に苦《くる》しむ人々の人権《じんけん》が、公正《こうせい》に守られる社会をつくっていかなければなりません。そのような人権社会の創出《そうしゅつ》こそ、現代社会の方向性でなければなりません。

ブルジョ　今後、心の病気をもった人々の権利《けんり》やそれらの人々が社会でどう扱《あつか》われていくかの問題は、おそらく生命倫理《りんり》のきわめて重要な分野になっていくことは間違《まちが》いないと思います。

7 〃理想の人生〃について

民衆を救《すく》うために戦った改革者《かいかくしゃ》たち

池田　これまで真実《しんじつ》の〃健康〃を求めて種々《しゅじゅ》の角度から語りあってきました。そこで「健康と調和《ちょうわ》」の章の最後に、人間の生涯《しょうがい》として、最高に健康な生き方とはどのようなものか——つまり、〃理想の人生〃について語りあいたいと思います。お聞きしたいのですが、博士は、どういう人物が理想的な人生を生きたと思われますか。

ブルジョ　私の専門は生命倫理《りんり》で、教育が倫理と非常に深い結《むす》びつきがあることもあり、すぐに想《おも》い浮《う》かぶのはソクラテスとイエス・キリスト*です。二人とも、倫理哲学者《てつがくしゃ》であり教育者です。同時に心に浮かぶ人物です。ガンジーやマーチン・ルーサー・キング*もその部類《ぶるい》に入ります。これらの人物を見ると、いちばん印象《いんしょう》に残《のこ》っているのは、要《よう》するに改革者《かいかくしゃ》であり、その時代の権威《けんい》・権力《けんりょく》に抵抗《ていこう》する立場をとった人間であったということです。

池田　ソクラテスは法に殉《じゅん》じて、毒杯《どくはい》をあおっていますし、イエス・キリストは、巨大《きょだい》なローマ帝国《ていこく》と対決《たいけつ》して、十字架《じゅうじか》にかかっています。マハトマ・ガンジーもキング博士も、非暴力《ひぼうりょく》の立場をかかげて、暗殺《あんさつ》されましたね。

ブルジョ　この人たちは、権威・権力を批判《ひはん》すれば、どうなるのか、はっきりとわかっていましたし、自分自身が権力への抵抗《ていこう》を続ければ、どうなるのかをはっきりと自覚《じかく》していたのです。

池田　民衆を救《すく》うために、既成《きせい》の権威・権力と戦った改革者という共通の側面《そくめん》に注目《ちゅうもく》される。そこに、博士の慧眼《けいがん》を見ます。

ブルジョ　私のほうからの質問ですが、仏法の伝統《でんとう》のなかで、会長がとくに着目《ちゃくもく》される人物はどういう人ですか。

池田　広く言えば、マハトマ・ガンジーも仏法の精神を体現《たいげん》した人物です。多くの私のインドの友人は、当時、世界最大の帝国《ていこく》であったイギリスに対して、非暴力（アヒンサー）で戦ったガンジーの精神は、二千五百年前に、堕落《だらく》した支配階級《しはいかいきゅう》のバラモン司祭《しさい》と戦った釈尊《しゃくそん》の心を引き継《つ》いでいるととらえておりました。私も仏法者として賛同しました。

仏教史の流れでいえば、日本では、私たちが信奉《しんぽう》する日蓮大聖人が、仏法の精神を最大に継承《けいしょう》しております。十三世紀に、日蓮大聖人は、何ら権威《けんい》や後ろ楯《うしだて》をもたず、当時、民衆に絶大《ぜつだい》な権力《けんりょく》をふるっていた鎌倉幕府《かまくらばくふ》に対して、「立正安国論《*りっしょうあんこくろん》」という諫暁書《かんぎょうしょ》を送りました。

ブルジョ　それは、どのような内容の書なのですか。

池田　生命尊厳《そんげん》の〝法〟を根本としない指導者であれば、人々は苦《くる》しみ、災難《さいなん》が起き、社会は崩《くず》れてしまう。それを防《ふせ》ぐためには、〝法〟にのっとり、民衆の幸福を根本とした政治が要請《ようせい》されることを訴《うった》えたのです。

ブルジョ　当然、権力者の迫害《はくがい》にあったのですね。

池田　そうです。日蓮大聖人は、この諫暁書の提出以降《ていしゅついこう》、幕府からの弾圧《だんあつ》を受けることになりました。謀略《ぼうりゃく》による罪《つみ》で捕《つか》まり、裁判《さいばん》も経《へ》ないで死刑《しけい》にされそうになったり、極寒《ごっかん》の地に流罪《るざい》にされたりと、命《いのち》にかかわるような迫害に何度もあわれました。

そうした迫害《はくがい》にも、一歩も退《しりぞ》くことなく戦い続けられた日蓮大聖人に対し、とうとう幕府《ばくふ》は、大聖人の流罪《るざい》を解《と》いた。それは、大聖人の警告《けいこく》を聞かざるをえない状況《じょうきょう》となったからです。日本国内では内乱《ないらん》が起き、また、世界史上《しじょう》に知られる蒙古《もうこ》の日本襲来《しゅうらい》が始まろうとしていました。

流罪の地から鎌倉《かまくら》に戻《もど》られた大聖人の言葉に次のようにあります。「王地に生《うま》れたれば身《み》をば随《したが》えられたてまつるやうなりとも心をば随えられたてまつるべからず」（御書二八七ジ˙ベ˙ー）と。

汝《なんじ》らは権力者《けんりょくしゃ》である。日本国に生まれた自分を処刑《しょけい》し、流罪することも、また許《ゆる》して自由にすることもできよう。しかし、心を縛《しば》ることまでは絶対《ぜったい》にできない。断《だん》じて権力者の奴隷《どれい》にはならぬ……この叫《さけ》びは、まさに大聖人のご生涯《しょうがい》の一つの核心《かくしん》を凝縮《ぎょうしゅく》した言葉だと思っています。

もっとも生命を尊《とうと》ぶ生き方

ブルジョ　社会環境《かんきょう》は、「心の自由」を助長《じょちょう》する場合もあれば、圧迫《あっぱく》する場合もありますが、しかし、いかなる強制《きょうせい》によっても、「心の自由」を服従《ふくじゅう》させることは決してできません。

池田　そうです。この言葉は、「世界人権宣言《じんけんせんげん》」二十周年を記念して、ユネスコが編纂《へんさん》した『語録《ごろく》　人間の権利《けんり》』にも収《おさ》められています。

どんな絶大《ぜつだい》な権力《けんりょく》も精神までは縛《しば》れない。自由の叫《さけ》びを抑《おさ》えきれません。

世界のさまざまな識者《しきしゃ》にこの言葉を紹介《しょうかい》しておりますが、今、世界の多くの人々は、大聖人の生涯《しょうがい》に「人類のための人権闘争《とうそう》」を見ています。

この大聖人の戦いを継承《けいしょう》し、民衆運動として現代に展開したのが創価学会の牧口初代会長であり、私の恩師《おんし》である戸田二代会長でした。

ブルジョ　学会の歴代《れきだい》会長が、戦時中《せんじちゅう》の国家権力と戦いぬかれたことはよく存じております。

池田　この二人は、国家権力によって戦時中、戦争遂行《すいこう》をもくろむ権力に抗《こう》したため、*治安維持法違反《ちあんいじほういはん》と*「不敬罪《ふけいざい》」という罪《つみ》で投獄《とうごく》され、初代会長は秋霜《しゅうそう》の牢獄《ろうごく》で獄死《ごくし》されました。

それでも、初代会長は家族へのお手紙に「地獄《じごく》に居《い》ても安全です」（『牧口常三郎全

集　第十巻』第三文明社）と、権力《けんりょく》への抵抗《ていこう》をやめることはありませんでした。

また、同じく獄中《ごくちゅう》にあった戸田会長も、初代会長の遺志《いし》を受け継《つ》ぎ、戦後の焼《や》け野原に一人立ち上がり、民衆のために尽《つ》くしてこられたのです。

ブルジョ　生命はいちばん基本的な価値《かち》である、ということを口《くち》にする人はいくらでもいます。しかし大切なのは、どのように生きていくことが、もっとも生命を尊《とうと》ぶ生き方になるのか、であると思います。

ソクラテス、イエス・キリスト、ガンジー、マーチン・ルーサー・キングらは、自分の命《いのち》よりも、生きる意義《いぎ》を重要視《じゅうようし》しました。そして、人々のために献身《けんしん》しました。それは、〝殉教《じゅんきょう》〟と言ってよいものです。

池田　宗教の根本精神は、〝殉教〟にあります。博士の言葉は、まさに至言《しげん》です。感銘《かんめい》しました。

日蓮大聖人は、「いのちと申す物は一切《いっさい》の財《たから》の中に第一の財なり」（御書一五九六ページ）と言われ、大宇宙《だいうちゅう》を満《み》たし尽くすほどの宝物《たからもの》でも命《いのち》の価値にはおよばないとされ、生命の尊厳《そんげん》を徹底《てってい》して説《と》いています。

そのうえで、〝魚が捕《と》られまいと深い池の底《そこ》に住んだとしても、かえって餌《えさ》に釣《つ》られてしまう〟ように、〝人間は命《いのち》をもっとも惜《お》しむがゆえに、低次元《ていじげん》なことでわが身《み》を滅《ほろ》ぼしてしまう〟とも言われております。つまり、自身の生命を大切にするあまり、わが身の保身《ほしん》に重きを置《お》くことで、欲望《よくぼう》や権力《けんりょく》にとらわれ、かえってみずからの命を奪《うば》うことにもなってしまう。その利己《りこ》主義の愚《おろ》かさの一面を指摘《してき》されています。

ブルジョ　よくわかる譬《たと》えです。

池田　それでは、何を基準《きじゅん》に生きていくことが、生命の尊厳《そんげん》につながっていくのかという問題になります。

日蓮大聖人は「身命《しんみょう》に過《す》ぎたる惜《おし》き者のなければ是《これ》を布施《ふせ》として仏法を習《なら》へば必《かならず》仏《ほとけ》となる」（御書九五六ジペー）と述べられています。

仏法でいう布施とは、法を根本として他者のために奉仕《ほうし》する行為《こうい》をさします。他者の生命を守る闘《たたか》いが、自他《じた》ともに生命の尊厳を輝《かがや》かせる大道《だいどう》であると説《と》かれているのです。

他者の苦《くる》しみを救《すく》い、人々に尽《つ》くし、よりよい社会、よりよい世界のために尽くしていくという現実の行動こそが最高に尊《とうと》いのです。

その途上《とじょう》においては、当然、民衆を権力欲《けんりょくよく》や支配欲《しはいよく》によって抑圧《よくあつ》しようとする勢力《せいりょく》との軋轢《あつれき》が生《しょう》じてきます。熾烈《しれつ》な権力の魔性《ましょう》との闘争《とうそう》のなかでは、生命が失《うしな》われることがあるかもしれない。〝殉教《じゅんきょう》〟です。しかし、世界の平和と公正《こうせい》さと人権《じんけん》のための命《いのち》を賭《と》した闘争のなかにこそ、人間としての本来の生き方があり、生命力が最高度に発現《はつげん》しゆく、理想的な健康体の輝《かがや》きがあるのではないでしょうか。

仏法では、このような人間の生き方を〝菩薩道《ぼさつどう》〟としております。この章の冒頭《ぼうとう》で、紹介《しょうかい》した維摩詰《ゆいまきつ》菩薩の生き方にも象徴《しょうちょう》されております。また、仏法では菩薩の〝殉教〟についても述べられております。

ブルジョ　それが創価学会の歴史と哲理《てつり》ですね。

池田　そのとおりです。

注解

序文

3　モントリオール大学　カナダの代表的なフランス語系の総合大学。一八七六年、モントリオールに開設。

3　生老病死《しょうろうびょうし》　「生まれる」「老《お》いる」「病《や》む」「死ぬ」という根本的な人間の苦《くる》しみをあらわし、四苦《しく》または生死《しょうじ》と記される。

4　脳死《のうし》　人間の脳が永久《えいきゅう》に機能《きのう》を失《うしな》った状態《じょうたい》をさす。判定基準《はんていきじゅん》には諸説《しょせつ》があり、脳死を人の死とする考えに反対する意見もある。

4　尊厳死《そんげんし》　死に直面した末期《まつき》患者《かんじゃ》が延命《えんめい》目的の治療行為《ちりょうこうい》を拒《こば》み、みずからの意思《いし》で死を迎《むか》えようとする考え方。

対談にあたって

23 トインビー（一八八九年―一九七五年） アーノルド・ジョーゼフ。イギリスの歴史家。オックスフォード大学に学び、ロンドン大学教授、王立国際問題研究所研究部長、外務省調査部長を歴任《れきにん》。第一次・第二次世界大戦後のパリ講和会議にも出席した。ギリシャ史・トルコ史の研究から出発して、世界文明の比較《ひかく》研究に向かい、大著『歴史の研究 十二巻』（一九三四年―六一年）を著《あらわ》す。文明の生成《せいせい》・発展・崩壊《ほうかい》の過程《かてい》を分析《ぶんせき》し、鋭《するど》い文明批評《ひひょう》を展開した。他の著書に、池田SGI会長との対談『二十一世紀への対話』（『池田大作全集 3』収録）のほか、『ギリシャの歴史思想』『試練《しれん》に立つ文明』など、多数。

25 ソクラテス（前四六九年―前三九九年） ギリシャ哲学《てつがく》の流れを決定づけた哲学者。アテネに生まれる。智者《ちしゃ》たちとの対話を続け、無知《むち》の自覚《じかく》と真理探究への道を示す。プラトンほか多くの青年たちを惹《ひ》きつけるが、誤解《ごかい》や憎《にく》しみをもつ者も多く、告発《こくはつ》されて死刑《しけい》を宣告《せんこく》され、毒殺《どくさつ》。著書はなく、弟子プラトン（前四二七年―前三四七）がソクラテスを主人公に多くの対話篇を書き残した。

25 生命倫理《りんり》学《がく》 一九六〇年代後半から形成《けいせい》されつつある学問分野で、科学、医療《いりょう》、政治、経済、哲学《てつがく》など、さまざまな研究領域《りょういき》の枠《わく》を超《こ》えて、生命の価値《かち》に関する研究と実践《じっせん》を展開している。

30 ベルナール（一九二〇年―七八年） ウィレム。スイス生まれ。一九四六年、ベルリン大学博士課程修了。四七年、フランス国籍《こくせき》を取得以降《しゅとくいこう》、パスツール研究所などにおいてレトロウイルスの研究などに専念《せんねん》した。

30 白血病《はっけつびょう》 自分自身の白血球が無制限《むせいげん》に増加し、放置《ほうち》すれば進行《しんこう》して死にいたる病気。血液《けつえき》のガンとも呼ばれている。

30 レトロウイルス ＲＮＡウイルスの仲間《なかま》で遺伝子《いでんし》ＲＮＡをＤＮＡに変換《へんかん》する酵素《こうそ》をもつウイルス。

30 モノー（一九一〇年―七六年） ジャック。フランスの生化学者《せいかがくしゃ》。微生物《びせいぶつ》の酵素合成《こうそごうせい》について研究。六五年にノーベル生理学《せいりがく》・医学賞を受賞。

30 ジャコブ（一九二〇年― ） フランソワ。フランスの生化学者《せいかがくしゃ》。遺伝子《いでんし》の中の「オペロンシステム」（あるタンパク質をコードしている部分とその発現を調節《ちょうせつ》・制御《せいぎょ》している部分からなる一群《いちぐん》の遺伝子セット）を明らかにして、一九六五年、ジャック・モノーらとともにノーベル生理学《せいりがく》・医学賞を受賞。

30 ルウォフ（一九〇二年―九四年） アンドレ。フランスの微生物生理学者《びせいぶつせいりがくしゃ》。細胞《さいぼう》生理学を研究。

一九六五年にノーベル生理学・医学賞を受賞。

32 ウイルス説《せつ》　いくつかのウイルスは細胞《さいぼう》や動物をガン化《か》させることが知られている。現在のところ、ウイルスが関係するガンは、全体の一五~二〇パーセントと考えられている。

34 地球民族主義　国家・人種・文化などの壁《かべ》を超越《ちょうえつ》し、地球上にともに生きる人類全体を一つの民族としてとらえていく考え方。

35 慈悲《じひ》　人々に楽《らく》を与《あた》えるのを慈といい、苦《く》を抜《ぬ》くのを悲という。「抜苦与楽《ばっくよらく》」と同意味。一切《いっさい》の衆生《しゅじょう》を慈《いつく》しみ、憐《あわ》れむことをいう。

35 ガンジー（一八六九年―一九四八年）　マハトマ・カラムチャンド。インドの思想家、政治家。マハトマ（偉大《いだい》なる魂《たましい》）の名で知られる。イギリスに留学《りゅうがく》し、弁護《べんご》士《し》資《し》格《かく》を得《え》て帰国後、南アフリカに渡る。同地で人種差《さ》別《べつ》を経験し、インド人の人権擁護《じんけんようご》運動に従事。帰国後、非暴力《ひぼうりょく》・不服従《ふふくじゅう》運動、抗議《こうぎ》のための行進《こうしん》、断食《だんじき》などを通じて、インドの独立運動を指導。第二次世界大戦後、ヒンドゥー、イスラム両教徒の対立解消《かいしょう》に尽力《じんりょく》。一九四八年、狂信的《きょうしんてき》ヒンドゥー教徒に暗殺《あんさつ》された。

35 タゴール（一八六一年―一九四一年）　ラビンドラナート。インドの詩人、文学者。平和主義に貫《つらぬ》かれたロマン的傑作《けっさく》を次々に発表。インド国歌の作詞者でもある。一九一三年、詩集『ギタンジャリ』でノーベル文学賞受賞。三度の来日経験をもつ。

35 菩薩《ぼさつ》　悟《さと》りを求める人を意味し、通常、他の人の救済《きゅうさい》に尽《つ》くすことを生き方の根本におく人々をさす。

35 ルナン（一八二三年―九二年）　エルネスト。フランスの作家、実証主義《じっしょうしゅぎ》思想家。パリで神《しん》学《がく》を学び、のちにキリスト教の歴史科学的研究に没頭《ぼっとう》。代表作に『キリスト教起源史《きげんし》』『幼年《ようねん》時代の思い出』など。

第一章　ガンとエイズ

49 ナポレオン（一七六九年―一八二一年）　ボナパルト。フランス第一帝政《ていせい》の皇帝《こうてい》。フランス革《かく》命《めい》後の混沌《こんとん》のなか皇帝にのぼりつめながら、一八一五年のワーテルローの戦いの完敗《かんぱい》からセント・ヘレナ島に流され、死去《しきょ》。『ナポレオン法典《ほうてん》』などを制定《せいてい》した。

50 ヒポクラテス（前四六〇年頃―前三七五年頃）　宗教的・迷信的《めいしんてき》医学を排《はい》し、科学的医学を確立した古代ギリシャの医学者。ギリシャ各地を遍歴《へんれき》し、多くの哲学者《てつがくしゃ》・医学者と交《まじ》わった。

51 バラモン　古代インドのカースト制度の最上位を占《し》める祭司《さいし》階層《かいそう》。祭事《さいじ》を司《つかさど》りインド社会でもっとも尊崇《そんすう》された。

51 耆婆《ぎば》 釈尊在世《しゃくそんざいせ》当時の名医。仏教を深く信じ、釈尊の病《やまい》を治《なお》して名をあげたという。

52 ヒポクラテスの誓《ちか》い 医の倫理《りんり》において古来《こらい》理想とされてきた誓い。人工流産《じんこうりゅうざん》や致死薬《ちしやく》の禁止《きんし》などが盛《も》り込《こ》まれている。

57 パスツール（一八二二年―九五年）ルイ。フランスの細菌学者《さいきんがくしゃ》、化学者《かがくしゃ》。狂犬病《きょうけんびょう》の予防接《よぼうせっ》種《しゅ》に成功し、その人体《じんたい》に対する最初の試《こころ》みを行《おこな》った。

58 発《はっ》ガン物質《ぶっしつ》 動物に比較的《ひかくてき》短期間で高率《こうりつ》にガンを発生《はっせい》させうる物質。通常は、化学的刺激《かがくてきしげき》によって発ガンを起こす物質を意味する。

58 ガン遺伝子《いでんし》 もとは細胞《さいぼう》の増殖《ぞうしょく》と分化の鍵《かぎ》をにぎる重要な遺伝子が、ガン化《か》を促進《そくしん》するものへと変化（活性化《かっせいか》）したもの。

60 四大《しだい》 色法《しきほう》（物質）を構成《こうせい》する四種の元素《げんそ》・要素《ようそ》のこと。転《てん》じて人間の肉体もさす。古代インドにおける元素論で「倶舎論《くしゃろん》」などで説《と》かれている。

62 エプスタイン・バー 中央アフリカの低地やニューギニアの小児《しょうに》に発生《はっせい》する、悪性《あくせい》リンパ腫《しゅ》（バーキットリンパ腫）の原因と考えられるウイルスをいう。

67 バーキット（一九一一年―九二年）デニス。北アイルランド生まれの外科医《げかい》。食物繊維《せんい》が少ないと腸《ちょう》の病気が増えるとの仮説を報告したことで知られる。ロイヤル・ソサエティー（英国学士院）会員、セントトーマス病院医学校名誉上級研究員。

[73] ハギンズ（一九〇一年―九七年）　チャールズ。カナダに生まれたアメリカの外科《げか》医学者。前立腺《ぜんりつせん》ガンと男性ホルモンの関係を研究し治療法《ちりょうほう》を発見した。一九六六年にノーベル生《せい》理学《りがく》・医学賞受賞。

[74] 抗《こう》ガン剤《ざい》　悪性腫瘍《あくせいしゅよう》（ガン）に対する化学療法剤《りょうほうざい》。腫瘍細胞《さいぼう》の増殖《ぞうしょく》などを抑制《よくせい》するものや宿主《しゅくしゅ》の免疫能力《めんえきのうりょく》を促進《そくしん》するものなどがある。

[74] モノクローナル抗体《こうたい》　構造《こうぞう》が完全に均一《きんいつ》で抗原《こうげん》に対する特異性《とくいせい》の強い抗体。生体内《せいたいない》に微量《びりょう》に存在する生理《せいり》活性《かっせい》物質の検出《けんしゅつ》や、ガン・ウイルス感染症《かんせんしょう》の診断薬《しんだんやく》として開発が進められている。

[75] 放射線療法《ほうしゃせんりょうほう》　放射線を照射《しょうしゃ》してガンを治癒《ちゆ》させる療法。

[75] コバルト照射《しょうしゃ》　ガン治療《ちりょう》に用《もち》いられる電磁波《でんじは》のうち、Γ（ガンマ）線の装置《そうち》としてコバルト60遠隔《えんかく》照射装置が、現在のところ一般的とされている。

[76] 免疫《めんえき》　ある特定の病原体《びょうげんたい》、またはそれが出す毒素《どくそ》に対して生体《せいたい》が特異的《とくいてき》に抵抗性《ていこうせい》を高めた状態《じょうたい》。

[76] リンパ球《きゅう》　白血球《はっけつきゅう》の一種で免疫能力《めんえきのうりょく》を担当する細胞《さいぼう》。血液《けつえき》一立方《りっぽう》ミリメートル中に千五百―二千五百個ある。

[80] 内分泌腺《ないぶんぴつせん》　消化器《しょうかき》系《けい》、呼吸器《こきゅうき》系、泌尿《ひにょう》・生殖器《せいしょくき》系、脈管《みゃくかん》系、神経系などに付属《ふぞく》して種々《しゅじゅ》の

ホルモンを分泌《ぶんぴつ》する器官《きかん》。

80 エンドルフィン　脳下垂体《のうかすいたい》に存在し、麻薬性鎮痛薬《まやくせいちんつうやく》の受容体《じゅようたい》であるオピエイト受容体に結合《けつごう》し、麻薬と同じ鎮痛効果《こうか》がある物質。

81 アドレナリン　強いストレスや闘争《とうそう》に備《そな》えるときなど、興奮《こうふん》した状態《じょうたい》の交感神経《こうかんしんけい》の末端《まったん》から分泌《ぶんぴつ》される物質。

83 ガレノス（一二九年頃―二〇〇年頃）　クラウディウス。古代ローマの医師で、実験生理学《じっけんせいりがく》の父といわれる。みずから正統《せいとう》ヒポクラテス主義者であると称《しょう》し、ギリシャ時代以来の古代医学を集大成《しゅうたいせい》した。

86 カズンズ（一九一五年―九〇年）　ノーマン。アメリカのジャーナリスト、平和運動家。「アメリカの良心《りょうしん》」と言われ、国際文化交流、平和運動などに世界中を駆《か》けめぐった。国連平和賞受賞。池田ＳＧＩ会長との対談『世界市民の対話』（『池田大作全集 14』収録）がある。

95 セリグマン（一九四二年―　）　マーティン。アメリカ心理学会会長。心理学界の第一人者として次々に新理論を発表、フロイト以来の革命的《かくめいてき》な理論家と評《ひょう》される。著書に『オプティミストはなぜ成功するか』など。

95 フランクル（一九〇五年―九七年）　ビクトール。オーストリアの精神医学者。フロイトなロどのもとで学ぶ。戦時下、アウシュビッツ強制収容所《きょうせいしゅうようじょ》に入れられた。著書『夜と霧』は全世界で九百万部以上のベストセラーに。

95 ナチス　ヒトラーの率《ひき》いた国家社会主義ドイツ労働者党の通称。一九三三年ー四五年のドイツで同党の独裁《どくさい》支配が行われた。

103 T細胞《さいぼう》　「自己」と「非自己」を識別《しきべつ》する中心的役割をはたす免疫《めんえき》細胞は、胸腺《きょうせん》（Thymus）で作られるのでその頭《かしら》文字をとってT細胞と名付けられた。免疫反応を促進《そくしん》するヘルパーT細胞、異物《いぶつ》細胞を殺《ころ》すキラーT細胞、免疫反応を抑制《よくせい》するサプレッサーT細胞などに分類される。

105 血液製剤《けつえきせいざい》　ヒトの血液を原料にして製造《せいぞう》した製剤。血友病患者《けつゆうびょうかんじゃ》が使用する血液凝固剤《ぎょうこざい》など。

105 血友病《けつゆうびょう》　性染色体《せいせんしょくたい》の中の因子《いんし》によって男子に発生《はっせい》する。出血《しゅっけつ》しやすく、また血が固まらず、手術《しゅじゅつ》・外傷《がいしょう》などの出血には特別の注意を要《よう》する。

107 DNA（デオキシリボ核酸《かくさん》）　遺伝子《いでんし》の本体で二重《にじゅう》のらせん構造《こうぞう》をしている。人間の場合、一個の細胞《さいぼう》に約一・八メートル長さのDNAが折《お》りたたまれている。

110 二〇〇〇年には……　WHOによると二〇〇七年末の時点での患者数《かんじゃすう》は約四〇〇〇万人と報告されている。

114 逆転写酵素《ぎゃくてんしゃこうそ》　遺伝《いでん》情報のほとんどは、二重《にじゅう》のらせん構造《こうぞう》をもつ安定したDNAから、メッセンジャーとなるRNAを経《へ》て（転写）タンパク質に伝達《でんたつ》される。逆にRNAの情報によってDNAの変換《へんかん》を可能とする酵素が、一九七〇年に発見された。

114 抗《こう》ウイルス剤《ざい》　ウイルス感染症《かんせんしょう》に対する化学療法剤《かがくりょうほうざい》で、ウイルスの増殖《ぞうしょく》を抑制《よくせい》する薬剤《やくざい》の総称《そうしょう》。

114 抑制剤《よくせいざい》が開発中　現在、HIV感染者《かんせんしゃ》に対しては、逆転写酵素《ぎゃくてんしゃこうそ》阻害剤《そがいざい》（ATZなど）のほか、プロテアーゼ阻害剤、インテグラーゼ阻害剤が使用されている。

115 マクロファージ　体内の異物《いぶつ》や老廃物《ろうはいぶつ》を取り込んで消化《しょうか》するアメーバ状《じょう》の大型《おおがた》の細胞《さいぼう》で、T細胞とともに免疫系《めんえきけい》で重要な役割を果《は》たしている。

116 カクテル療法《りょうほう》　複数の治療薬《ちりょうやく》を併用《へいよう》する療法。単剤《たんざい》での使用に比《くら》べて抗《こう》ウイルス活性《かっせい》が飛《ひ》躍的《やくてき》に高まり、患者《かんじゃ》の免疫機能《めんえききのう》の回復《かいふく》に効果《こうか》がある。

121 ケベック州　カナダ東部の州で、国内最大の面積と国内第二位の人口《じんこう》をもつ。住民の八割がフランス系《けい》、州都はケベック。

121 薬害《やくがい》エイズ　HIV感染者《かんせんしゃ》の血液《けつえき》が混入《こんにゅう》した血液製剤《せいざい》を使用して、多くの人がHIVに感染した。日本では、アメリカで感染血液の混入が発覚《はっかく》してから、二年数カ月にわたって非加熱《ひかねつ》製剤・原料《げんりょう》の輸入《ゆにゅう》を放置《ほうち》したため、多くの血友病患者《けつゆうびょうかんじゃ》が感染し、亡《な》くなった。

123 ロイヤル・ソサエティー・オブ・カナダ　芸術と科学の分野における研究・調査《ちょうさ》をするた

めに設立されたカナダ国立の学会。

126 ハンフリー（一九〇五年—九五年）ジョン。カナダの法学者。マッギル大学教授。国連の初代人権部長《じんけんぶちょう》を務《つと》め、世界人権宣言《せんげん》の起草《きそう》に尽力《じんりょく》した。池田SGI会長とは一九九三年六月、会談している。カナダSGIでは博士の業績《ぎょうせき》をたたえる「世界市民—ジョン・ハンフリーと世界人権宣言」展を九八年からカナダ各地で開催《かいさい》している。

126 世界人権宣言《じんけんせんげん》　一九四八年十二月の第三回国連総会で採択《さいたく》された人権宣言で、すべての人民と国が達成すべき共通の基準とされる。

129 勝鬘夫人《しょうまんふじん》　釈尊在世《しゃくそんざいせ》当時のインド舎衛国《しゃえこく》の王の娘。非常に聡明《そうめい》で仏教に深く帰依《きえ》し、多くの衆生《しゅじょう》を仏門《ぶつもん》に導《みちび》いたとされる。

133 ウィルムット（一九四四年—　）イアン。イギリスのロスリン研究所所属《しょぞく》。一九九七年、「ネイチャー」誌上で世界初のクローン羊《ひつじ》の誕生《たんじょう》を発表。

133 クローン羊《ひつじ》　クローンとは遺伝子《いでんし》の仕組《しく》みや成り立ちが同一である細胞群《さいぼうぐん》や固体群《こたいぐん》をさし、一九九七年二月、イギリスで遺伝的に親とまったく同じ羊を人為的《じんいてき》につくることに世界で初めて成功したことが発表された。二〇〇三年二月十四日、肺《はい》に進行性《しんこうせい》の病気をかかえていたため、クローン羊「ドリー」は六歳七カ月で安楽死《あんらくし》させられた。六歳の母羊を「コピー」したことから、老化が早いとの見方もある。

134 ハクスリー（一八九四年―一九六三年）　オルダス。イギリスの小説家。現代文明に対する不安や懐疑《かいぎ》に満《み》ちた知的な風刺《ふうし》小説を多く発表した。

134 ユネスコ　国際連合の専門機関の一つで、教育・科学・文化を通じて諸国間の協力、世界の平和を促進《そくしん》することを目的としている。

135 ヒトゲノム　人間が作られるのに必要な最小限の遺伝子《いでんし》情報の一セットをいう。人間のすべての遺伝子を解読《かいどく》する「ヒトゲノム計画」が進められ、二〇〇三年四月、解読が終了《しゅうりょう》した。

135 縁起《えんぎ》　一切《いっさい》のものがそれぞれ他のものを縁として生起《せいき》し、おのおのが相互《そうご》に依存《いそん》、影響《えいきょう》しあう関係性を説《と》いた仏教の重要な中心思想。

135 カント（一七二四年―一八〇四年）　イマニュエル。ドイツの哲学者《てつがくしゃ》。合理論《ごうりろん》と経験論《けいけんろん》の統合《とうごう》をめざした独自《どくじ》の批判《ひはん》哲学を展開した。晩年《ばんねん》には「永久《えいきゅう》平和論」を著《あらわ》した。主著に『純粋理性《じゅんすいりせい》批判』など。

135 定言命法《ていげんめいほう》　すべての人間に無条件にあてはまる、他の利益などを求めない道徳的な命令のこと。定言命令ともいう。

136 仏性《ぶっしょう》　「仏《ほとけ》の本性《ほんしょう》」の意。衆生《しゅじょう》がもつ仏と同じ本性をさす。

136 自体顕照《じたいけんしょう》　法に帰依《きえ》することにより開かれた智慧《ちえ》が、人間の内面から顕《あらわ》れ出る姿《すがた》をさす。

第二章　健康と調和《ちょうわ》

141 アーユル・ヴェーダ　インドの伝承《でんしょう》医学。アーユルは長寿《ちょうじゅ》、ヴェーダは知識という意味で、生命（健康）の科学をさす。人間の生理《せいり》機能《きのう》のバランスを整《ととの》え、自然《しぜん》治癒力《ちゆりょく》を高めるようにするもの。

142 モンテーニュ（一五三三年―九二年）ミシェル・ド。フランスのモラリスト（人文主義思想家）。フランス南西部のボルドー近郊《きんこう》に生まれ、法律を学んでボルドー市の高等法院評《ひょう》定官《ていかん》を務《つと》める。三十八歳で職を去《さ》って領地《りょうち》の館《やかた》に隠棲《いんせい》し、『エセー（随想録《ずいそうろく》）』を執筆《しっぴつ》。「私は何を知っているか？（ク・セ・ジュ）」という懐疑《かいぎ》精神によって、人間の内面や社会を鋭《するど》く省察《せいさつ》し、自由な精神の尊重《そんちょう》を説《と》いた。イタリア、ドイツを旅行後、一時ボルドー市長として活躍《かつやく》。晩年《ばんねん》は『エセー』の加筆《かひつ》・訂正《ていせい》に専念《せんねん》した。

144 ＷＨＯ（世界保健機関）保健衛生《えいせい》分野の国連専門機関。本部はジュネーブ。加盟《かめい》国数は百九十二（二〇〇八年十月現在）。

145 三界《さんがい》 欲界《よっかい》（食欲《しょくよく》・性欲《せいよく》などの欲望《よくぼう》の世界）、色界《しきかい》（物質の世界）、無色界《むしきかい》（精神の世界）をいい、合わせて人間のかかわる世界全体をいう。

146 デュボス（一九〇一年—八二年）ルネ。アメリカの微生物学者《びせいぶつがくしや》。ハーバード大学教授などを経《へ》て生態学《せいたいがく》に転じ、人類の将来《しようらい》を考察《こうさつ》した文明論を展開。著書『人間であるために』で一九六八年、ピュリツァー賞受賞。

150 小児《しように》マヒ　ポリオウイルスによる麻痺《まひ》性疾患《せいしつかん》で、高熱を生《しよう》じ、それが解熱《げねつ》するころ急に麻痺が生じる。ワクチンの普及《ふきゆう》で、現在はほとんど発症《はつしよう》をみない。

151 維摩詰《ゆいまきつ》　初期大乗《だいじよう》仏教の経典《きようてん》『維摩経』に説《と》かれる中心人物。空思想《くうしそう》を実践《じつせん》する在家《ざいけ》信者《じや》であり、理想的な菩薩《ぼさつ》とされる。

151 大乗《だいじよう》　多数の人々を乗せる広大《こうだい》な乗り物を意味し、一切衆生《いつさいしゆじよう》の救護をめざす仏教という趣《しゆ》旨《し》をもつ。

152 舎利弗《しやりほつ》　釈尊《しやくそん》の十大弟子の一人。中インドのマガダ国に生まれた。弟子のなかで智慧《ちえ》第一と称《しよう》される。釈尊に先立って没《ぼつ》した。

152 阿難《あなん》　釈尊《しやくそん》の十大弟子の一人。晩年《ばんねん》の釈尊に長年仕《つか》え、多くの説法《せつぽう》を記憶《きおく》していることに優《すぐ》れており、多聞《たもん》第一と呼《よ》ばれた。第一回仏典結集《ぶつてんけつしゆう》で中心的役割を果《は》たす。

152 声聞《しようもん》　仏陀《ぶつだ》の教えを聞いて悟《さと》りを開く、弟子の修行者《しゆぎようしや》の総称《そうしよう》。釈尊《しやくそん》の主な弟子たちは、声聞の十大弟子と称《しよう》される。

152 文殊菩薩《もんじゆぼさつ》　初期大乗《だいじよう》仏教の経典《きようてん》において、仏の対話の相手役を務《つと》める菩薩の代表者などとして現《あらわ》れる。迹化《しゃっけ》の菩薩の上首《じょうしゅ》。

152　二乗《にじょう》　仏教では、「声聞《しょうもん》」と、みずから独《ひと》りで悟《さと》りを得る「縁覚《えんかく》」の二種類の修行者《しゅぎょうしゃ》を合わせて、二乗という。

154　自己免疫性疾患《じこめんえきせいしっかん》　生物の免疫系は、自己の物と外の物を見分け、自己の物に対しては寛容《かんよう》になり、攻撃《こうげき》を加《くわ》えないようにしている。これは、後天的《こうてんてき》に学習したものだが、何らかの原因でこの自己に対する寛容が破《やぶ》れることがある。症状《しょうじょう》は全身にでる膠原病《こうげんびょう》と、一部の臓器《ぞうき》に限《かぎ》られるものとがある。

155　生体臨床医学《せいたいりんしょういがく》　身体の形態《けいたい》や構造《こうぞう》などを記述《きじゅつ》する基礎医学に対して病人を実地《じっち》に診察《しんさつ》・治療《ちりょう》する医学をさす。

156　ポーリング（一九〇一年―九四年）　ライナス・カール。アメリカの物理化学者《ぶつりかがくしゃ》。カリフォルニア工科大学大学院を経《へ》て、同教授等を歴任《れきにん》。化学物質の構造《こうぞう》の解明《かいめい》に量子力学《りょうしりきがく》の原理を応用し、独自《どくじ》の化学結合論《かがくけつごうろん》を開拓《かいたく》。「現代化学の父」と呼《よ》ばれる。抗原《こうげん》・抗体《こうたい》の結合力の研究や、タンパク質の構造の解明を行《おこな》い、核兵器《かくへいき》反対運動など平和運動にも尽《じん》力《りょく》。一九五四年にノーベル化学賞、六二年、ノーベル平和賞を受賞。池田SGI会長との対談『「生命の世紀」への探究《たんきゅう》』（『池田大作全集 14』収録）のほか、『化学結合論』『ビタミンCとかぜ』『ノー・モア・ウォー』などがある。

156 フレーベル（一七八二年―一八五二年）ウィルヘルム・アウグスト。ドイツの教育者。「幼稚園《ようちえん》」の創始者《そうししゃ》。直接師事《しじ》したペスタロッチの教育思想を実践《じっせん》、展開した。

160 天台《てんだい》（五三八年―五九七年）中国の天台宗開祖《かいそ》。五時八教の教判《きょうはん》を立て法華経を依経《えきょう》とした。主著に『法華玄義《ほっけげんぎ》』『法華文句《もんぐ》』『摩訶止観《まかしかん》』など。

161 業《ごう》 人間の種々《しゅじゅ》の所作《しょさ》をさし、その報《むく》いは過去・現在・未来の三世にわたって、その人の生き方に反映《はんえい》されていく。

165 動燃《どうねん》の爆発《ばくはつ》事故 一九九七年三月、茨城県東海村の再処理工場《さいしょりこうじょう》で爆発事故があり、作業員三十七人が被曝《ひばく》した。このとき、動燃（動力炉《どうりょくろ》・核燃料《かくねんりょう》開発事業団）は事実確認をせず、虚偽《きょぎ》の報告をした。翌四月の福井県の「ふげん」の事故のさいも連絡が遅《おく》れ、動燃は後に新法人に改組《かいそ》された。

169 ブルントラント（一九三九年―）グロ・ハルレム。ノルウェー初の女性首相。ＷＨＯ（世界保健機関）事務局長。一九八七年、世界環境開発会議の議長を務《つと》め、翌八八年、第三世界基金賞受賞。

176 サルトル（一九〇五年―八〇年）ジャン＝ポール。フランスの哲学者《てつがくしゃ》。実存《じつぞん》主義思想家としての創作《そうさく》活動のほか、戦後は戦闘的《せんとうてき》ヒューマニズムの立場で、活発《かっぱつ》な発言を展開した。著書《ちょしょ》に『嘔吐《おうと》』『存在と無』『自由への道』など。

180 ペナック（一九四四年―）ダニエル。フランスの作家。児童文学や純文学などを手がけるベストセラー作家として著名《ちょめい》。

182 五陰《ごおん》 生命活動を構成《こうせい》する五つの要素《ようそ》のこと。色《しき》（物質・身体）、受《じゅ》（外界のものを受け入れる心の作用《さよう》）、想《そう》（受け入れたものを知覚《ちかく》する）、行《ぎょう》（意思《いし》や行動を起こす心の作用）、識《しき》（根本の意識・心の本体）をいう。

189 中道《ちゅうどう》 快楽主義《かいらくしゅぎ》と苦行《くぎょう》主義は真に歩む道ではないと悟《さと》り、人間として生きぬくことを選ぶこと。二者の中間というような消極的《しょうきょくてき》なものではない。

189 抜苦与楽《ばっくよらく》 「苦《くる》しみを除《のぞ》き楽を与《あた》える」という仏《ほとけ》の慈悲《じひ》の行為《こうい》。

197 セリエ（一九〇七年―八二年）ハンス。カナダの内分泌学者《ないぶんぴつがくしゃ》。ストレス学説《がくせつ》の提唱者《ていしょうしゃ》として知られ、その学説によって多くの医学賞を受けた。

197 ホームズ（一九一八年―八八年）トーマス。アメリカの精神病学者。「社会最適応評価尺《さいてきおうひょうかしゃく》度《ど》」の発表者の一人として有名。

203 衆生所遊楽《しゅじょうしょゆうらく》 「衆生の遊楽する所なり」と読み、苦悩《くのう》に満《み》ちた目まぐるしい現実社会こそ、仏法をたもつ衆生の最高の遊楽の場所であるとの意。遊楽とは遊び楽しむことで、幸福境涯《きょうがい》をさす。

204 人間の安全保障《ほしょう》 民族紛争《ふんそう》などが国家の安全を脅《おびや》かす事態《じたい》の続発《ぞくはつ》にともない登場《とうじょう》した、人間そのものの安全を重視《じゅうし》する考え方。一九九〇年代から国連が提唱《ていしょう》し始めた。

209 ポーリング・ジュニア（一九二五年— ）ライナス。アメリカの医師。専門は精神医学。ノーベル化学賞、平和賞受賞者である父親にちなんだポーリング科学医学研究所理事長も務《つと》める。

216 十界互具《じっかいごぐ》 地獄《じごく》・餓鬼《がき》・畜生《ちくしょう》・修羅《しゅら》・人《にん》・天《てん》・声聞《しょうもん》・縁覚《えんかく》・菩薩《ぼさつ》・仏《ほとけ》の十種類の生命が、それぞれにたがいに具《そな》わっていることをさす。とくに、どんな人の命《いのち》にも仏の生命があることを示し、人間の可能性を最大限に説《と》く。

218 キリスト（前四年頃、前七年説も—後二八年？）キリスト教の始祖《しそ》。ユダヤ教の伝統《でんとう》に対して自由に振る舞ったことがもとで、反ローマ運動の指導者としてエルサレム郊外《こうがい》のゴルゴタの丘で十字架にかけられた。

218 キング（一九二九年—六八年）マーチン・ルーサー。アメリカの黒人公民権《こうみんけん》運動の指導者。インドのマハトマ・ガンジーの非暴力《ひぼうりょく》の精神を取り入れ運動を進め、黒人の地位向上に大きく寄与《きよ》した。一九六四年、ノーベル平和賞受賞。

220 「立正安国論《りっしょうあんこくろん》」 日蓮大聖人三十九歳のとき（一二六〇年）の著作《ちょさく》。正しい法によって国土を安穏《あんのん》にすることを、時の鎌倉幕府《かまくらばくふ》の前執権《ぜんしっけん》・北条時頼《ほうじょうときより》に訴《うった》えた国主諫暁《こくしゅかんぎょう》の書。

222 治安維持法《ちあんいじほう》 日本の社会運動などの鎮圧《ちんあつ》を目的にして一九二五年に制定《せいてい》された。その後、日本のファシズム化《か》へ向けて国民を思想統制《とうせい》する法となったが、第二次大戦直後に廃止《はいし》された。

222 不敬罪《ふけいざい》 戦前の刑法《けいほう》に規定《きてい》された皇室《こうしつ》に関する名誉毀損罪《めいよきそんざい》。個人の平等《びょうどう》を尊重《そんちょう》する現憲《げんけん》法《ぽう》の趣旨《しゅし》から、現行法《げんこうほう》には存在しない。

〈対談者略歴〉

ルネ・シマー（Runé Simard）

1935年、カナダ・モントリオール生まれ。モントリオール大学で医学博士を取得。パリ大学、シェルブルック大学教授を経てモントリオール大学ガン研究所所長、同大学長（93年－98年）。カナダ医学研究評議会議長、ガン研究国際センターの科学評議会議長など歴任。主な著書に『カナダ――破壊か再生か――教育、科学、技術向上のケース』など。

ギー・ブルジョ（Guy Bourgeault）

1933年、カナダ・モントリオール生まれ。モントリオール大学で文学士、哲学修士、神学修士を取得。イタリア・グレゴリアナ大学で神学博士、倫理学博士を取得。モントリオール大学生涯教育学部長、カナダ・ユネスコ協会会長など歴任。主な著書に『倫理学、法学と健康工学』『生物医学の新技術に直面する倫理と法律』など。

池田大作（いけだ・だいさく）

昭和3年（1928年）、東京生まれ。創価学会名誉会長。創価学会インタナショナル（ＳＧＩ）会長。創価大学、アメリカ創価大学、創価学園、民主音楽協会、東京富士美術館、東洋哲学研究所、戸田記念国際平和研究所などを創立。世界各国の識者と対話を重ね、平和、文化、教育運動を推進。モスクワ大学、グラスゴー大学、デンバー大学、北京大学など、世界の大学・学術機関から名誉博士、名誉教授の称号を受賞。また、国連平和賞をはじめ、桂冠詩人、世界民衆詩人の称号、世界桂冠詩人賞、世界の各都市からの名誉市民の称号など多数受賞。

著書は『人間革命』（全12巻）、『新・人間革命』（現19巻）、『私の世界交友録』など。対談集も『二十一世紀への対話』（Ａ・トインビー）、『人間革命と人間の条件』（Ａ・マルロー）、『二十世紀の精神の教訓』（Ｍ・ゴルバチョフ）、『地球対談　輝く女性の世紀へ』（Ｈ・ヘンダーソン）など多数。

聖教ワイド文庫――038

健康と人生［上］
生老病死を語る

発行日　二〇〇八年十一月十八日

著　者　池田大作
ルネ・シマー
ギー・ブルジョ

発行者　松岡　資

発行所　聖教新聞社
〒一六〇-八〇七〇　東京都新宿区信濃町一八
電話〇三-三三五三-六一一一（大代表）

印刷・製本　大日本印刷株式会社

＊

ISBN978-4-412-01405-3
定価はカバーに表示してあります

聖教ワイド文庫発刊にあたって

一つの世紀を超え、人類は今、新しい世紀の第一歩を踏み出した。これからの百年、いや千年の未来を遠望すれば、今ここに刻まれた一歩のもつ意義は極めて大きい。

戦火に血塗られ、「戦争の世紀」と言われた二十世紀は、多くの教訓を残した。また、物質的な豊かさが人間精神を荒廃に追い込み、あるいは文明の名における環境破壊をはじめ幾多の地球的規模の難問を次々と顕在化させたのも、この二十世紀であった。いずれも人類の存続を脅かす、未曾有の危機的経験であった。言うなれば、そうした歴史の厳しい挑戦を受けて、新しい世紀は第一歩を踏み出したのである。

この新世紀の開幕の本年、人間の機関紙として不断の歩みを続けてきた聖教新聞は創刊五十周年を迎えた。そして、その発展のなかで誕生した聖教文庫は一九七一年(昭和四十六年)四月に第一冊を発行して以来三十年、東洋の英知の結晶である仏教の精神を現代に蘇らせることを主な編集方針として、二百冊を超える良書を世に送り出してきた。

そこで、こうした歴史の節目に当たり、聖教文庫は装いを一新し、聖教ワイド文庫として新出発を期すことになった。今回、新たに発行する聖教ワイド文庫は、従来の文庫本の特性をさらに生かし、より親しみやすく、より読みやすくするために、活字を大きくすることにした。

昨今、情報伝達技術の進歩には、眼を見張るものがある。「ＩＴ革命」と称されるように、それはまさに革命的変化で、大量の情報が瞬時に、それも世界同時的に発・受信が可能となった。こうした技術の進歩は、人類相互の知的欲求を満たすうえでも、今後ますます大きな意味をもってくるだろう。しかし同時に、「書物を読む」という人間の精神や人格を高める知的営為の醍醐味には計り知れないものがあり、情報伝達の手段が多様化すればするほど、その需要性は顕著に意識されてくると思われる。

聖教ワイド文庫は、そうした精神の糧となる良書を収録し、人類が直面する困難の真っ只中にあって、正しく、かつ持続的に思索し、「人間主義の世紀」の潮流を拓いていこうとする同時代人へ、勇気と希望の贈り物を提供し続けることを、永遠の事業として取り組んでいきたい。

二〇〇一年十一月

聖教新聞社